U0335289

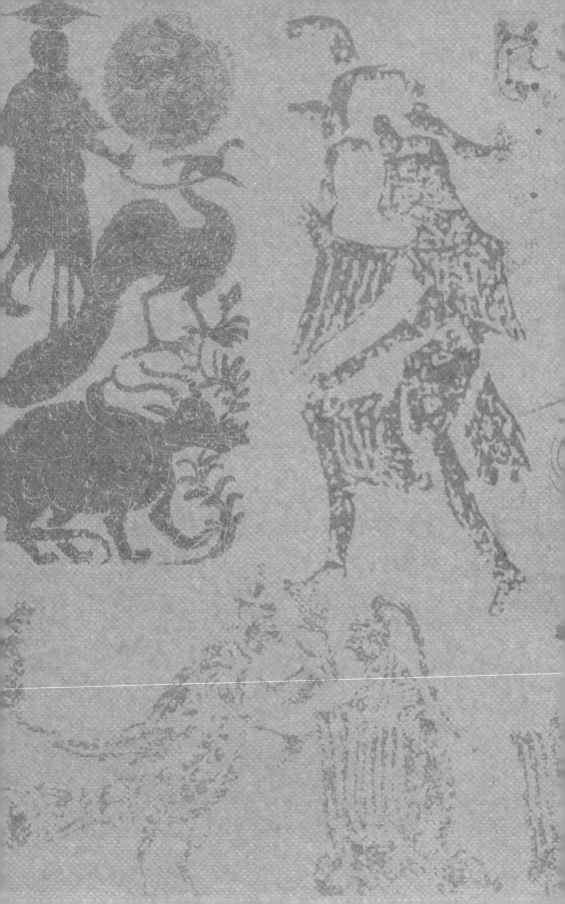

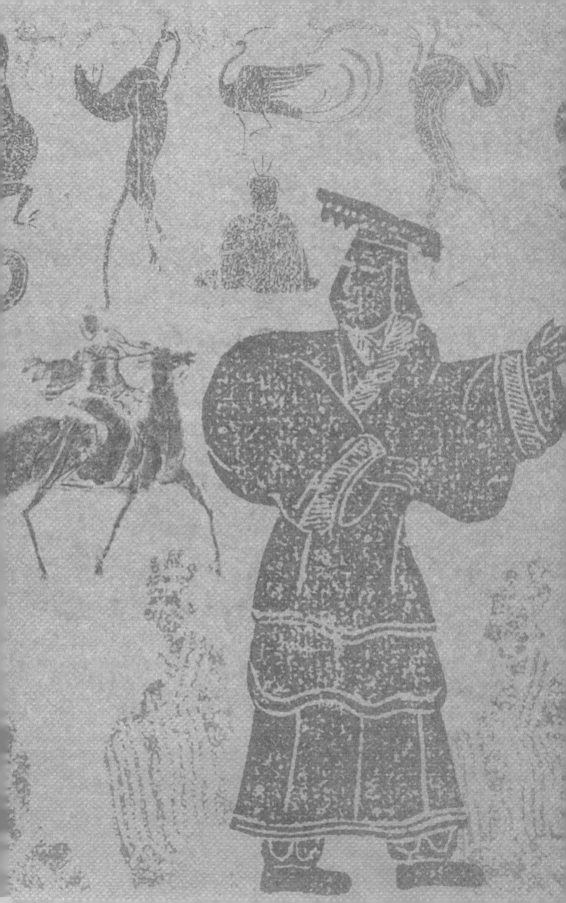

中国古医籍整理丛书

喉科枕秘

清·焦 氏 撰

清·金德鉴 编

陈 建 校注

中国中医药出版社

·北 京·

图书在版编目（CIP）数据

喉科枕秘／（清）焦氏撰；（清）金德鉴编；陈建
校注．—北京：中国中医药出版社，2015.12
　　（中国古医籍整理丛书）
　　ISBN 978 - 7 - 5132 - 2974 - 6

　　Ⅰ．①喉…　Ⅱ．①焦…　②金…　③陈…　Ⅲ．①中医五
官科学—耳鼻咽喉科学—中国—清代　Ⅳ．①R276.1

　　中国版本图书馆 CIP 数据核字（2015）第 289970 号

中 国 中 医 药 出 版 社 出 版
北京市朝阳区北三环东路 28 号易亨大厦 16 层
邮政编码　100013
传真　010 64405750
三河市鑫金马印装有限公司印刷
各地新华书店经销
*
开本 710×1000　1/16　印张 8.5　字数 24 千字
2015 年 12 月第 1 版　2015 年 12 月第 1 次印刷
书　号　ISBN 978 - 7 - 5132 - 2974 - 6
*
定价　25.00 元
网址　www.cptcm.com

国家中医药管理局
中医药古籍保护与利用能力建设项目
组织工作委员会

前 言

中医药古籍是传承中华优秀文化的重要载体，也是中医学传承数千年的知识宝库，凝聚着中华民族特有的精神价值、思维方法、生命理论和医疗经验，不仅对于传承中医学术具有重要的历史价值，更是现代中医药科技创新和学术进步的源头和根基。保护和利用好中医药古籍，是弘扬中国优秀传统文化、传承中医学术的必由之路，事关中医药事业发展全局。

1949 年以来，在政府的大力支持和推动下，开展了系统的中医药古籍整理研究。1958 年，国务院科学规划委员会古籍整理出版规划小组在北京成立，负责指导全国的古籍整理出版工作。1982 年，国务院古籍整理出版规划小组召开全国古籍整理出版规划会议，制定了《古籍整理出版规划（1982—1990）》，卫生部先后下达了两批 200 余种中医古籍整理任务，掀起了中医古籍整理研究的新高潮，对中医文化与学术的弘扬、传承和发展，发挥了极其重要的作用，产生了不可估量的深远影响。

2007 年《国务院办公厅关于进一步加强古籍保护工作的意见》明确提出进一步加强古籍整理、出版和研究利用，以及

"保护为主、抢救第一、合理利用、加强管理"的方针。2009年《国务院关于扶持和促进中医药事业发展的若干意见》指出，要"开展中医药古籍普查登记，建立综合信息数据库和珍贵古籍名录，加强整理、出版、研究和利用"。《中医药创新发展规划纲要（2006—2020)》强调继承与创新并重，推动中医药传承与创新发展。

2003～2010年，国家财政多次立项支持中国中医科学院开展针对性中医药古籍抢救保护工作，在中国中医科学院图书馆设立全国唯一的行业古籍保护中心，影印抢救濒危珍本、孤本中医古籍1640余种；整理发布《中国中医古籍总目》；遴选351种孤本收入《中医古籍孤本大全》影印出版；开展了海外中医古籍目录调研和孤本回归工作，收集了11个国家和2个地区137个图书馆的240余种书目，基本摸清流失海外的中医古籍现状，确定国内失传的中医药古籍共有220种，复制出版海外所藏中医药古籍133种。2010年，国家财政部、国家中医药管理局设立"中医药古籍保护与利用能力建设项目"，资助整理400余种中医药古籍，并着眼于加强中医药古籍保护和研究机构建设，培养中医古籍整理研究的后备人才，全面提高中医药古籍保护与利用能力。

在此，国家中医药管理局成立了中医药古籍保护和利用专家组和项目办公室，专家组负责项目指导、咨询、质量把关，项目办公室负责实施过程的统筹协调。专家组成员对古籍整理研究具有丰富的经验，有的专家从事古籍整理研究长达70余年，深知中医药古籍整理研究的重要性、艰巨性与复杂性，履行职责认真务实。专家组从书目确定、版本选择、点校、注释等各方面，为项目实施提供了强有力的专业指导。老一辈专家的学术水平和智慧，是项目成功的重要保证。项目承担单位山东中医药大学、南京中医药大学、上海中医药大学、福建中医药大学、浙江省中医药研究院、陕西省中医药研究院、河南省中医药研究院、辽宁中医药大学、成都中医药大学及所在省市中医药管理部门精心组织，充分发挥区域间互补协作的优势，并得到承担项目出版工作的中国中医药出版社大力配合，全面推进中医药古籍保护与利用网络体系的构建和人才队伍建设，使一批有志于中医学术传承与古籍整理工作的人才凝聚在一起，研究队伍日益壮大，研究水平不断提高。

本着"抢救、保护、发掘、利用"的理念，该项目重点选择近60年未曾出版的重要古医籍，综合考虑所选古籍的保护价值、学术价值和实用价值。400余种中医药古籍涵盖了医经、基础理论、诊法、伤寒金匮、温病、本草、方书、内科、外科、女科、儿科、伤科、眼科、咽喉口齿、针灸推拿、养生、医案医话医论、医史、临证综合等门类，跨越唐、宋、金元、明以迄清末。全部古籍均按照项目办公室组织完成的行业标准《中医古籍整理规范》及《中医药古籍整理细则》进行整理校注，绝大多数中医药古籍是第一次校注出版，一批孤本、稿本、抄本更是首次整理面世。对一些重要学术问题的研究成果，则集中收录于各书的"校注说明"或"校注后记"中。

"既出书又出人"是本项目追求的目标。近年来，中医药古籍整理工作形势严峻，老一辈逐渐退出，新一代普遍存在整理研究古籍的经验不足、专业思想不坚定等问题，使中医古籍整理面临人才流失严重、青黄不接的局面。通过本项目实施，搭建平台，完善机制，培养队伍，提升能力，经过近5年的建设，锻炼了一批优秀人才，老中青三代齐聚一堂，有效地稳定了研究队伍，为中医药古籍整理工作的开展和中医文化与学术的传承提供必备的知识和人才储备。

本项目的实施与《中国古医籍整理丛书》的出版，对于加强中医药古籍文献研究队伍建设、建立古籍研究平台，提高古籍整理水平均具有积极的推动作用，对弘扬我国优秀传统文化，推进中医药继承创新，进一步发挥中医药服务民众的养生保健与防病治病作用将产生深远影响。

第九届、第十届全国人大常委会副委员长许嘉璐先生，国家卫生计生委副主任、国家中医药管理局局长、中华中医药学会会长王国强先生，我国著名医史文献专家、中国中医科学院马继兴先生在百忙之中为丛书作序，我们深表敬意和感谢。

由于参与校注整理工作的人员较多，水平不一，诸多方面尚未臻完善，希望专家、读者不吝赐教。

国家中医药管理局中医药古籍保护与利用能力建设项目办公室

二〇一四年十二月

许 序

　　"中医"之名立，迄今不逾百年，所以冠以"中"字者，以别于"洋"与"西"也。慎思之，明辨之，斯名之出，无奈耳，或亦时人不甘泯没而特标其犹在之举也。

　　前此，祖传医术（今世方称为"学"）绵延数千载，救民无数；华夏屡遭时疫，皆仰之以度困厄。中华民族之未如印第安遭染殖民者所携疾病而族灭者，中医之功也。

　　医兴则国兴，国强则医强。百年运衰，岂但国土肢解，五千年文明亦不得全，非遭泯灭，即蒙冤扭曲。西方医学以其捷便速效，始则为传教之利器，继则以"科学"之冕畅行于中华。中医虽为内外所夹击，斥之为蒙昧，为伪医，然四亿同胞衣食不保，得获西医之益者甚寡，中医犹为人民之所赖。虽然，中国医学日益陵替，乃不可免，势使之然也。呜呼！覆巢之下安有完卵？

　　嗣后，国家新生，中医旋即得以重振，与西医并举，探寻结合之路。今也，中华诸多文化，自民俗、礼仪、工艺、戏曲、历史、文学，以至伦理、信仰，皆渐复起，中国医学之兴乃属必然。

迄今中医犹为国家医疗系统之辅，城市尤甚。何哉？盖一则西医赖声、光、电技术而于20世纪发展极速，中医则难见其进。二则国人惊羡西医之"立竿见影"，遂以为其事事胜于中医。然西医已自觉将入绝境：其若干医法正负效应相若，甚或负远逾于正；研究医理者，渐知人乃一整体，心、身非如中世纪所认定为二对立物，且人体亦非宇宙之中心，仅为其一小单位，与宇宙万象万物息息相关。认识至此，其已向中国医学之理念"靠拢"矣，虽彼未必知中国医学何如也。唯其不知中国医理何如，纯由其实践而有所悟，益以证中国之认识人体不为伪，亦不为玄虚。然国人知此趋向者，几人？

国医欲再现宋明清高峰，成国中主流医学，则一须继承，一须创新。继承则必深研原典，激清汰浊，复吸纳西医及我藏、蒙、维、回、苗、彝诸民族医术之精华；创新之道，在于今之科技，既用其器，亦参照其道，反思己之医理，审问之，笃行之，深化之，普及之，于普及中认知人体及环境古今之异，以建成当代国医理论。欲达于斯境，或需百年欤？予恐西医既已醒悟，若加力吸收中医精粹，促中医西医深度结合，形成21世纪之新医学，届时"制高点"将在何方？国人于此转折之机，能不忧虑而奋力乎？

予所谓深研之原典，非指一二习见之书、千古权威之作；就医界整体言之，所传所承自应为医籍之全部。盖后世名医所著，乃其秉诸前人所述，总结终生行医用药经验所得，自当已成今世、后世之要籍。

盛世修典，信然。盖典籍得修，方可言传言承。虽前此50余载已启医籍整理、出版之役，惜旋即中辍。阅20载再兴整理、出版之潮，世所罕见之要籍千余部陆续问世，洋洋大观。

今复有"中医药古籍保护与利用能力建设"之工程，集九省市专家，历经五载，董理出版自唐迄清医籍，都400余种，凡中医之基础医理、伤寒、温病及各科诊治、医案医话、推拿本草，俱涵盖之。

噫！璐既知此，能不胜其悦乎？汇集刻印医籍，自古有之，然孰与今世之盛且精也！自今而后，中国医家及患者，得览斯典，当于前人益敬而畏之矣。中华民族之屡经灾难而益蕃，乃至未来之永续，端赖之也，自今以往岂可不后出转精乎？典籍既蜂出矣，余则有望于来者。

谨序。

第九届、十届全国人大常委会副委员长

许嘉璐

二〇一四年冬

王 序

　　中医学是中华民族在长期生产生活实践中，在与疾病作斗争中逐步形成并不断丰富发展的医学科学，是中国古代科学的瑰宝，为中华民族的繁衍昌盛作出了巨大贡献，对世界文明进步产生了积极影响。时至今日，中医学作为我国医学的特色和重要医药卫生资源，与西医学相互补充、相互促进、协调发展，共同担负着维护和促进人民健康的任务，已成为我国医药卫生事业的重要特征和显著优势。

　　中医药古籍在存世的中华古籍中占有相当重要的比重，不仅是中医学术传承数千年最为重要的知识载体，也是中医为中华民族繁衍昌盛发挥重要作用的历史见证。中医药典籍不仅承载着中医的学术经验，而且蕴含着中华民族优秀的思想文化，凝聚着中华民族的聪明智慧，是祖先留给我们的宝贵物质财富和精神财富。加强对中医药古籍的保护与利用，既是中医学发展的需要，也是传承中华文化的迫切要求，更是历史赋予我们的责任。

　　2010 年，国家中医药管理局启动了中医药古籍保护与利用能力建设项目。这既是传承中医药的重要工程，也是弘扬优秀民族文化的重要举措，不仅能够全面推进中医药的有效继承和创新发展，为维护人民健康做出贡献，也能够彰显中华民族的璀璨文化，为实现中华民族伟大复兴的中国梦作出贡献。

相信这项工作一定能造福当今，嘉惠后世，福泽绵长。

国家卫生与计划生育委员会副主任

国家中医药管理局局长

中华中医药学会会长

王国施

二〇一四年十二月

马 序

新中国成立以来，党和国家高度重视中医药事业发展，重视古籍的保护、整理和研究工作。自 1958 年始，国务院先后成立了三届古籍整理出版规划小组，分别由齐燕铭、李一氓、匡亚明担任组长，主持制订了《整理和出版古籍十年规划（1962—1972）》《古籍整理出版规划（1982—1990）》《中国古籍整理出版十年规划和"八五"计划（1991—2000）》等，而第三次规划中医药古籍整理即纳入其中。1982 年 9 月，卫生部下发《1982—1990 年中医古籍整理出版规划》，1983 年 1 月，中医古籍整理出版办公室正式成立，保证了中医古籍整理出版规划的实施。2002 年 2 月，《国家古籍整理出版"十五"（2001—2005）重点规划》经新闻出版署和全国古籍整理出版规划领导小组批准，颁布实施。其后，又陆续制定了国家古籍整理出版"十一五"和"十二五"重点规划。国家财政多次立项支持中国中医科学院开展针对性中医药古籍抢救保护工作，文化部在中国中医科学院图书馆专门设立全国唯一的行业古籍保护中心，国家先后投入中医药古籍保护专项经费超过 3000 万元，影印抢救濒危珍、善、孤本中医占籍 1640 余种，开展了海外中医古籍目录调研和孤本回归工作。2010 年，国家财政部、国家中医药管理局安排国家公共卫生专项资金，设立了"中医药古籍保护与利用能力建设项目"，这是继 1982～1986 年第一批、第二批重要中医药古籍整理之后的又一次大规模古籍整理工程，重点整理新中国成立后未曾出版的重要古籍，目标是形成并普及规范的通行本、传世本。

为保证项目的顺利实施，项目组特别成立了专家组，承担咨询和技术指导，以及古籍出版之前的审定工作。专家组中的许多成员虽逾古稀之年，但老骥伏枥，孜孜不倦，不仅对项目进行宏观指导和质量把关，更重要的是通过古籍整理，以老带新，言传身教，培养一批中医药古籍整理研究的后备人才，促进了中医药古籍保护和研究机构建设，全面提升了我国中医药古籍保护与利用能力。

作为项目组顾问之一，我深感中医药古籍保护、抢救与整理工作的重要性和紧迫性，也深知传承中医药古籍整理经验任重而道远。令人欣慰的是，在项目实施过程中，我看到了老中青三代的紧密衔接，看到了大家的坚持和努力，看到了年轻一代的成长。相信中医药古籍整理工作的将来会越来越好，中医药学的发展会越来越好。

欣喜之余，以是为序。

中国中医科学院研究员

马继兴

二〇一四年十二月

校注说明

  《喉科枕秘》为清代焦氏（佚名）撰，原本已佚，经清代医家金德鉴编，始能流传于世。金氏为晚清名中医，江苏苏州人氏，不仅精通书画，于医学也有较深的造诣，尤对喉科疾病研究颇深。偶得《喉科枕秘》二卷，见其图文并茂，叙证精详，治喉之法极有特色，遂进行编校，于清同治七年（1868）由孙云斋募资刊行。其后金氏又将《喉科枕秘》收于《小耕石斋医书四种》。清光绪九年（1883），《小耕石斋医书四种》本又被重新修订、刊印。现存《喉科枕秘》主要有上述三种版本，属同一版本体系，均来源于清同治七年孙云斋刻本，为不同时期的刻印本。

  此次校注以清同治七年孙云斋刻本为底本，以《小耕石斋医书四种》本（简称"小耕本"）为主校本，以清光绪九年吴门金氏小耕石斋刻本（简称"光绪本"）为参校本，他校则以本书所引《针灸大成》《类经图翼》等的通行本为校本。

  关于本次校注原则的几点说明：

  1. 全书采用简化字横排版式，加现代标点符号。

  2. 底本与校本互异，显系底本误、脱、衍、倒者，予以改正，并出校说明；底本与校本互异，难以判定孰是孰非，原义不动，出校说明；底本与校本互异，显系校本讹误者，则不出校。

3. 底本中异体字、俗写字等，径改为现代简化字，如"栢"改作"柏"。通假字，于首见处出校说明。

4. 底本中"右"表示前后文者，径改为"上"，不出校记。

5. 生僻字词加以注释，注音采用汉语拼音加直音的方法，释义以直译为主。

6. 书中某些方药名有口语化倾向，于首见处说明何义。药物字形不规范者，除药物异名外，均以药名规范字律齐。

7. 书中插图均据底本重新绘制。

8. 原书无目录，为方便读者查阅，今据底本正文重新编排目录。

9. 底本"焦氏喉证图形针药秘传"之下原无标题，据正文内容补，于首见处出校说明。

10. 各卷卷首有"元和金德鉴保三甫编校"字样，一并删去。

序

医之为道，切于民生日用，理近而事难，故古人有司命之目。自仲景著一百十三方，后贤缵而衍之①，汤液之方遂加于针石。迨子和、河间、东垣、丹溪辈，根柢圣经，发挥心得，学者益泛滥沉酣，准方施治，而针石之法乃日微。吴中金君保三，业轩歧②家言，能贯穿于《灵枢》、《素问》、秦越人《八十一③难经》，以意为变化，心殷济时，为士大夫所推服。近得《喉科枕秘》二卷，针石与汤药并施，审症绘图，曲折详尽，特世无副墨④，行远为难。商之孙君云斋，云斋遂引为己任，鸠资以付手民，而请予弁⑤其首。予谓喉以纳气通于天和，咽以纳食通于地产，会厌管乎其上以司开阖，实为心肺肝肾呼吸之门，饮食声音吐纳之道，关系生死，为任綦⑥重。先民有言：喉痹属痰，喉风属火，治法宜祛风豁痰，解热开郁，乃无遗误。若猝投辛散，煽动风火，必至增肿腐，灼阴阳，络失所养，遂不可救药。今观是书，参合证因，条列治要，

---

① 缵而衍之：继承并发展之意。缵，继承。
② 歧：同"岐"。
③ 一：原作"三"，据文义改。
④ 副墨：指副本。
⑤ 弁（biàn 变）：古人加冠谓之弁，此引申为写序之意。
⑥ 綦（qí 其）：极、很。

错综疑似，缕晰丝分，令人一望而得。疗治之法有补于民生日用，为何如耶？针石之有裨于汤液，为何如耶？固宜不胫而走，群奉为枕中鸿宝者矣。虽然，阴阳相贯，如环无端，营行脉中，卫行脉外，倘脉理之偶淆，即洞垣①其谁属，权衡乎病之浅深、治之标本，选用成方，能奏奇效，刀圭②所授，立起沉疴，是在善读书者。

同治七年龙在戊辰③孟春月永康应宝时④撰

---

① 洞垣：隔墙看物之意，此引申为准确地分析、判断。典出《史记·扁鹊仓公列传》。

② 刀圭：旧时量药之器具，用指代药物。

③ 龙在戊辰：即戊辰龙年。

④ 应宝时：字敏斋，浙江永康芝英人，工诗文，善花卉，著有《海上墨林》《清代画史》等。

目 录

卷 一

卷 二

卷 一

治喉秘法

夫喉咽之症，用药须知缓急，行针贵识头尾。如牙关紧急，通关散可施；风毒痰壅，追风散当用。三黄凉膈，有消痰降火之效；二陈荆芥，有豁痰驱风之功。溃烂必须内托，收成全赖生肌。麻药用于未针之前，秘药用于既针之后。箍药敷之红肿散，水药服后郁痰行。洗药去旧生新，熏药伐邪存正。吹药施于痛时，刀针用于肿处。双单蛾生于咽门而圆小无脓，吹本①，行针，有脓挑破自愈，可服凉膈等汤。喉疔花疔，形似靴疔而差长②，上麻药而钩住刀割，用铁烙而吹秘③止痛，内托自消。红色可治，黑色难疗。痈之双单，耳下腮边或肿，治同乳蛾，溃服内托。雀舌左右形小而尖，喉中舌底有痰，治类喉疔，只服三黄。钿舌莲花，靠舌根而起，中不可用针。缠舌喉风，口噤舌卷肿大，三黄、凉膈不可缓，缓则难痊。蛾之双单并死活，日久胀大，作痛无时，用刀细割一层，搽烂药于

---

① 吹本：将本药方以铜管吹入喉中。本，即本药方，见本书卷二"应用良方"。

② 差长：略长。

③ 秘：即秘药方，见本书卷二"应用良方"。

其中，切勿吞卜，须吐出，吹秘一月，方见其功，用烙烙之，三黄可服。至若走马牙疳，喉疳，口疳结毒，牙龈紫肿，臭秽不堪，必吹本、秘、生肌①，再②用午后③、年干④漱口。脸肿头摇，咽干音哑，身热唇穿，落牙无血，俱为不治，服土茯苓末，自有奇能。喉单似蛾尖而小，宛若牛乳之状。气单似梅核而小，用其四十九针。回食单即甸气，生蒂丁两旁。红起当中名梅核，吐不出而吞不入。梅核用针，甸气用三黄、十八⑤，兼用二陈、四七⑥成功。重舌舌上生，可刺金津、玉液。蒂丁肿后号悬疔，吹秘，勿针，药服三黄与犀地。死舌名木舌，坚硬不能舒。哑舌痈生喉中，能令舌短难语。有痰先用追风⑦，痈头必须剔破。初服三黄，久宜内托。白红紫色犹堪治，黑色肿时魂魄离。兜腮痈生腮下，外敷金箍散，内服十八方。脓从口出易治，脓从腮出难痊。脓生火针刺，肉烂秘生肌。蝼舌有心，黑宜挑去，更服三黄凉膈，间用秘本吹之，收功仍用生肌。飞疡立时而起，喉痹顷刻而治。此必先探吐，本吹，刀刺何伤。锁喉风牙关紧急，手足登开，先刺四穴以辨生死，次浴手足以开脾胃，或刀或针，血去肿消为上

---

① 生肌：即生肌散，见本书卷二"应用良方"。

② 再：原作"在"，据文义改。

③ 午后：即白马粪，见本书卷二"应用良方"之"治走马牙疳"方。

④ 年干：即粪碱，见本书卷二"应用良方"之"治走马牙疳"方。

⑤ 十八：即十八味，见本书卷二"焦公喉科煎药方"。

⑥ 四七：即四七气汤，见本书卷二"焦公喉科煎药方"。

⑦ 追风：即追风散，见本书卷二"应用良方"。

策。缠喉风眼白面紫，项肿不言，势如角弓反张，命在须臾而难保，探痰刺血病根除。喉球相牵似绵，可服益气疏风，再用麝香调服，兼吹本、秘、追风。骨槽风如口噤者，治之先吐风痰。垂下五分灸七壮，清阳散火疗之愈；舌下痰痛刺青筋，胶涎随出如蛋清。加味二陈汤、清热如圣散，用之皆灵。喉中有息肉，壅塞相重叠，枸橘汤、雄黄末，饮搽最妙。出汗生痛，肿黑生痛，左右阴疮，三般无异，金箍散、十八方敷之，服之相当。气痈喉痹，酒毒喉痹，二者同涂金锁匙、三黄散，吹饮即愈。大抵吹药本下过，刀针秘复吹。余肿不消用均末①，刀口难完上生肌。喉中气味人中白，追取风痰金锁匙。水药时含口，冰梅频咽津。抑火三黄凉膈散，消肿须知十八味。内托千金散，化痰二陈汤。虚火血亏从四物，阳虚气弱四君当。恶寒须解表，便秘必疏通。此是喉科真要诀，学人必得尽心功。

治喉要诀

一针手足辨阴阳，鲜血迸流命自长。若是些些黄白水，预知旦夕见危亡。

二从耳下颈腮中，慢说麻丝细刮红。方用眉刀患处割，鲜血多者不为凶。

三针舌下小青筋，血出鲜红病体轻。黑腐成条络是

①　均末：即均药方，见本书卷二"应用良方"。

死，胸中结热把痰清。

四般恶症曰悬痈，重腭缠喉并锁风。热积风痰胸膈结，三黄行下自疏通。

五内虚邪火上行，欲教分散须施针。少商曲池颊车穴，男左女右辨分明。

六用追风散取痰，痰如清水不多湲①。连吹本秘宽胸结，凉膈追风及早嗽。

七从头尾可行针，切忌中间根上行。鲜血多来休虑远，黑而少者不长生。

八刀割患要深知，麻药先从患处吹。撑口中间勾搭住，连施刀法莫狐疑。

九行烙铁要除根，炭火桐油一处焚。只待烧红方细烙，连将秘药上安宁。

十全灸法在风池，五壮原来甚得宜。再把颊车加几壮，少商灸罢曲池随。

临症二十法

凡咽喉无病，其色淡红而白，不高不肿，一有患处，必紫而肿。试病之法，或痈或痹或蛾，认不真，只吹本于外肿处，下刀针，次吹秘，无有不效。如不肿，只外痛，乃风热太甚，先宜疏泄，后用清化。若喉痹，不须下刀

---

① 痰如清水不多湲：痰液清稀而量不甚多。湲，水流貌。

针，吹本秘，服三黄汤三四剂，自愈。

蒂丁在喉中，为人之主，用刀用针用烙，切不可犯之，犯之必死。

重腭，是上腭肿起至舌，风热过甚，早治可生，迟则汤药难进。

悬疔，即蒂丁肿起垂下，悬塞喉中，刀针难施。

蕴积热毒，喉中有大小诸疮，谓之珍珠毒。口干起稠痰，辛苦或作痛，吞吐不利。吹本、秘，挑破出血，服学士汤。

针之法，先捺倒舌，针靠撩舌根，轻轻一挑即出，切不可慢，恐病人低头吐痰血误事，远远刺去，须防蒂丁。

烙铁，用纹银打茶匙样，用陈艾包烙铁外，以棉花包住，沾桐油，灯火上烧尽无烟，搁在灯上，取圈撑住口，令人扶住，捺定舌根，使人刮净烙铁，看真患处，连烙一烙即出，不可缓慢，恐伤犯蒂丁。烙后即吹秘药解热毒。又一烙法：将炭烧红，入干艾，烙铁放艾上烧红，依前法治之，须眼明手快。

夜深看病用灯，着人站于医生脑后照看，方见喉中。或喉小，病在喉下看不真，勿下刀针，只吹追风、本、秘数次，待天明再看。

天阴忌用刀针，恐看病不真或伤好肉。待天明朗，借日光以助眼力，方可看治。

针少商穴，果系病笃，方针其穴，在大拇指角尖离一韭叶许。

颈外肿甚，方用水药滚下其痰，若不甚肿，用之非宜。

牙关闭紧，不可即用圈撑口，先用通关散吹鼻，俟口略开，用薄小木片撬入，吹追风散去痰，口又略开，方以圈扁入，缓缓撑起，令人扶住，捺舌于圈内，细看何症，方可用药。

用刀割，须用病人仰面，后使人扶头，捺住舌，些些细割，勿伤好肉。

痈蛾疳疔等症，红晕可治，黑色必死。

疳疮烂深，不必用刀针，只吹本、秘数次。如腐肉多，即用头发扎一小刷，将黄连、黄芩煎水去渣，以刷蘸水，刷尽腐肉，即以此水漱口数次，吹秘止痛，不然药气不入。

疳疮烂透颈外，用药熏，熏药作捻子入竹筒，筒口如疮大，一头盖疮，一头熏之，烟冲入竹筒，以透至疮上，以七条为度。口含甘草汤解毒，恐毒入内，致生别症。熏后忌发物。

面赤，目睛上视，不治。

头低，无精神，不治。

臭似烟煤，不治。

鼻中入气少出气多，不治。

颈下肿甚，蜜①调药敷之，常使水湿，勿使药干。

焦氏喉症图形针药秘传

锁喉风②

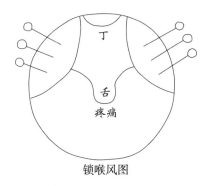

锁喉风图

按此症因风热蕴积，或酒色劳力，生于喉中，如锁喉样，有单有双，双者治必先探风痰，或两边俱无形迹，只是白色，疼痛难以饮食，名曰锁喉风。口噤，先用通关散吹鼻内开口，次针少商穴，喉内用六针，吹风③取痰后吹秘，宜速治。若痰涎壅塞，手足反张，热水洗温。重者服三黄汤，或用甘桔④加荆防、银花，即愈。

　　锁喉口噤通关散，追风散后用刀针。

　　少商针罢针六穴，脓血去后吹秘神。

　　更服三黄加甘桔，荆防银花入更灵。

---

① 蜜：原作"密"，据小耕本改。
② 锁喉风：原书无此标题，据内容补。下同。
③ 风：即追风散，见本书卷二"应用良方"。
④ 甘桔：即甘桔汤，见本书卷二"焦公喉科煎药方"。

白缠喉风

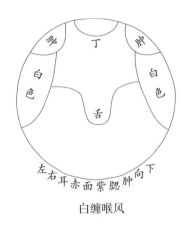

白缠喉风

此症因积热久，或煎炒伤胃，冒风劳力受气而起。其症眼白耳赤，面肿腮紫向下。患此者死于旦夕，延一二日①，慢风也。先针少商，用追风散取痰，次吹本于肿处，下刀针，去脓血，吹秘数次，服三黄汤多加荆芥、防风、银花。如背朝天面朝地，手足登开，口乱言，角弓反张，口难开者，先吹通关散，如鼻中使嚏则口开，如不嚏是风火太甚，再吹一二次，等半晌自嚏，口开，剪刀撬，以圈侧入捺舌，吹追风散取痰，吹本于患处，下刀针，又吹秘，服三黄汤，吹秘加生肌散。

缠喉风肿噤难言，左右腮边肿赤兼。

手足登开面朝地，吁嗟立刻丧黄泉。

先探风痰针四穴②，旋吹本药刺喉间。

秘吹用服三黄散，有脓内托即安痊。

① 日：原作"者"，据小耕本、光绪本改。
② 穴：原作"六"，据小耕本改。

黄缠喉风

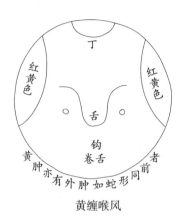

图中文字：丁　红黄色　红黄色　舌　钩卷舌　黄肿　亦有外肿如蛇形同前者

黄缠喉风

　　此症受病、治法同前。在蒂丁后有脓，用钩刀钩破脓出，吹秘，服三黄汤二剂，次吹本、秘、均①加冰、麝，破烂吹生肌。如脓不出，服千金内托多加银花。如蒂丁，人身之主，刀针、烙铁切不可犯。如疔肿，只可以吹药，服三黄、凉膈，或蒂丁紫肿，用甘桔俱妙。

兜腮痈

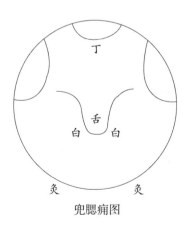

图中文字：丁　舌　白　白　灸　灸

兜腮痈图

---

① 均：即均药方，见本书卷二"应用良方"。

此症寒湿风毒，而生腮下两边或一边者。如口内肿，吹秘，用刀去血，日久去脓。初起头疼，发热恶寒，服荆芥防风败毒散，后服学士汤①。日久不得消，千金②内托，外敷金箍散，或以火针去脓，膏贴自愈。

兜腮风毒因风热，左右腮边多肿结。

口内肿甚宜针血，初起头疼发寒热。

荆防败毒何须说，瀛洲学士及千金，敷用金箍奇妙诀。

缠舌喉风

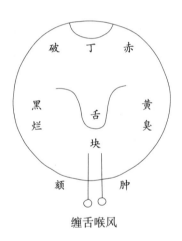

缠舌喉风

此症受风热湿毒，或因风劳、酒色而起。下颏俱肿，口噤舌卷肿大，上有筋如蚯蚓之状，生黄刺白胎。如咬牙不开，宜针少商，出血可治，然血白黄水不治。治者先探风痰，次刮舌胎，吹本，刀刺青筋出血，宜针玉液、金

---

① 学士汤：即瀛洲学士汤，见本书卷二"焦公喉科煎药方"。
② 千金：即千金内托散，见本书卷二"应用良方"。

津，出血漱净，吹秘，服三黄汤、凉膈散，一二日可治。日久有脓，服千金内托散。如木舌短大者，吹追风散。_{头摇勿治，块黑难治，此症死者多，先针四穴。}

缠舌喉风颏肿生，先刮舌胎刺青筋。
施探风痰吹本秘，再针玉液与金津。
口噤舌胎是黄黑，宜刺少商出血轻。
三黄凉膈初宜进，脓成内托用千金。

走马喉风

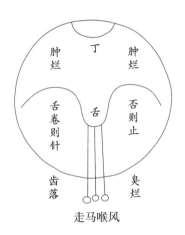

走马喉风

此症食热物，或酒或风而生。先针四穴定死生，吹追风散取痰，又吹本、秘于喉内并齿烂处。舌卷，擦追风散，或吹本于舌上，针舌下三穴，不卷不针。二陈、三黄、凉膈多加荆防。若头摇，牙咬，牙落，头肿，疔破者，诸不治。语言清楚，年轻体壮，犹可施治，用白午后、年干炒灰为末，吹上止痛，再以午后取汁，同年干、追风合漱，服三黄加荆防，头剂可用，后剂不可用，记之。

走马喉风生舌下，迅如走马入喉中。

先针四穴还吹秘，嚼取午后及追风。

清心舌下针三穴，有痰吐去气宣通。

二陈凉膈犹宜用，头摇疗黑总成空。

双乳蛾

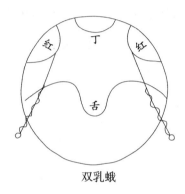

双乳蛾

此症外受风热，内由气郁而起。蒂丁两边肿痛，饮食不利，口噤难言，痰涎壅塞，形似乳头，故多名乳蛾。治者用元明粉醋取痰，吹本，刀刺出血，吹秘与本，服三黄、凉膈散。有脓去之，服千金内托散，吹生肌散，服桔梗汤更稳。

单方

用蟢子窠①十余张，瓦上烧灰存性，点三四次即愈；或土牛膝草根，捣汁含口亦妙；鲜薄荷一撮，洗净，捣和

---

① 蟢子窠：蟢子，蜘蛛的一种。蜘蛛在墙上结成的卵囊，有清热解毒之功，治喉痹、乳蛾等。

醋汁漱口，吐涎即愈；荔枝草捣碎，水煎待温，含漱口，吐涎立效。

双乳蛾生喉两旁，皆由风热痛惊慌。

痰涎壅塞水难入，探吐风痰本药当。

头尾小刀宜去血，秘加均末服三黄。

日久有脓千金散，收口生肌极妙方。

单乳蛾

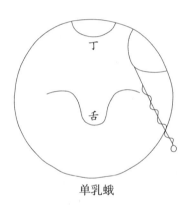

单乳蛾

此症因风热，劳郁而起。丁边痰涎壅塞甚者，手足冷，头昏沉者，用玄明粉醋取痰，吹本去血，吹秘，服十八味或三黄汤。若五六日，服千金内托散，鼻吹通关散，脓自出，灸合谷穴，用均、秘、生肌。如肿，不省人事，命欲绝者，用吴茱萸、米醋调敷涌泉穴。

单蛾劳郁热风因，肿塞喉中似乳形。

头目昏沉手足冷，探吐风痰吹本针。

十八神方能散毒，有脓内托用千金。

脓成畏刺通关散，吹入鼻中脓自淋。

喉痈

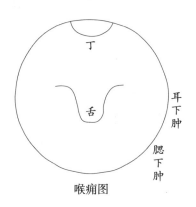

喉痈图

此症食炙煿、厚味、醇酒，胃火上冲，生于丁旁。肿痛与蛾相似，圆而小，痈塌而长，耳根腮下俱肿，项痛牙疼。治法同前。如腐烂，先服十八味一剂，吹秘，次将本与生肌，又用童牙血、青黛末合吹最妙。

积热喉痈厚味因，丁旁肿痛若蛾形。

本吹去血还吹秘，三黄学士细评论。

七日脓成内托散，通关吹鼻免刀针。

秘合生肌收口用，管教起死立回生。

死乳蛾

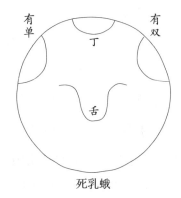

死乳蛾

此症受风热，郁怒而起。喉中紧靠蒂丁，不甚痛，饮食有碍。若劳心，不忌口，不避风，日久不治，长塞喉中，渐加气闷，以致殒命。治者用刀横刺，必要长大，待血尽，入白药于刀口内以烂之，每日行刀用药一次，吹本、秘护之，逐日如是，烂尽下烙，以平为度，服凉膈散、甘桔汤十余剂。忌煎炒、鸡鱼、豆腐、牛肉、犬肉，生风发热，宜服水药拔毒。

死蛾郁怒起咽中，不胀不痛塞喉咙。

日长日增能闭气，损躯殒命最为凶。

吹本用刀须割去，均末频吹逐日功。

患上将平方不烙，二陈三黄喜气隆。

乳蛾核

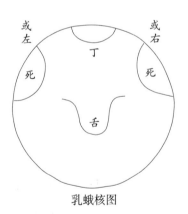

乳蛾核图

此症气恼郁结不伸而起。喉边形起乳头，遇阴天，劳神气恼，颈外如绳扣住，饮食不下，呼吸不利。日久年深，则蛾下起黄皮或白皮一条，长入喉底。治者吹本，用钩钩住皮条，细细割尽无影。如割未尽，服桔梗二陈汤，消尽下烙。忌青菜。刀口不收，生肌散加冰片吹之。初起未有如嫩骨之皮，吹本，刺蛾，吹秘，服剂同前。或久甚如嫩骨之皮黄长入喉内，以至于服药则不能治矣。

喉中生起乳蛾核，气郁于心由此得。

长在喉中似乳头，天阴劳气如绳赤。

呼吸不利饮食难，日久月深成嫩骨。

吹本刀割待无踪，方平下烙将踪灭。

宣通桔梗二陈汤，收口生肌却有益。

喉疳

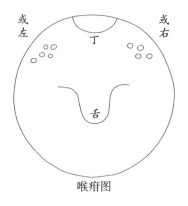

喉疳图

此症受风热，或食炙煿，受毒而起。老者难愈，少者易痊。先以白午后汁二杯，年干末三钱七分，含漱拔毒，少顷吐出，不可咽下，含止痛，次以秘加冰片、麝香、珠粉、牙末①合均吹。服学士汤加大黄三钱二剂。

----

① 牙末：象牙末。

壮盛者即服土茯苓十二三剂，时含前药，色转红者治，否则不治，或三黄汤三剂。若烂洞，吹生肌散止痛后，用紫云①烟熏之，口含甘草汤解毒。忌生羊肉与煎炒发物。

> 喉疳热毒心肠传，可怜臭烂不堪闻。
> 噙用年干加午后，秘加珠片射吹频。
> 初服大黄加学士，三黄土茯末回生。
> 紫云熏口功奇妙，收敛生肌止痛灵。

开花疔

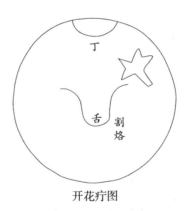

开花疔图

此症因夏天滴鼻汗于豆腐内食之，食秽恶自死禽兽肉，或食水缸内日久生毛米糁②，或因怒气而起。形若花疔之状。色红易治，黑者难治，搽追风散数次，转红可治。如大而硬，钩搭烙，吹本止痛，吹秘，服千金内托

---

① 紫云：即紫霞云，见本书卷二"应用良方"。
② 糁（sǎn 散）：散粒，碎粒。

散，再吹生肌、凉膈散，或廿桔汤二剂。如较少，只用挑去红筋，搽本自消。

　　开花疔因怒气生，状若开花取长名。

　　吹本用刀平割去，秘搽下烙病无形。

　　三黄凉膈初宜进，千金内托治脓成。

　　毒若内攻频气喘，疔形黑色命难存。

喉疔

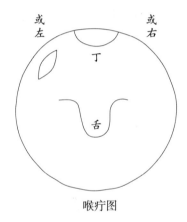

喉疔图

　　此症原由、治法同上症开花疔。

　　喉疔因食毒秽生，长在喉中枣核形。

　　红易紫难黑不治，先用追风转色生。

　　用刀割去吹本秘，下烙能教病除根。

　　三黄凉膈加银草，有脓内托用千金。

喉单

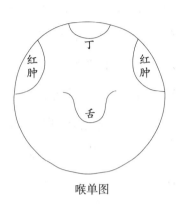

喉单图

　　此症食煎炒热物及受气而起。喉内微肿而红。初起吹
追风散取痰，吹本于患处，针首尾出血，吹秘，服三黄、
凉膈散。日久有脓，吹本，挑破，秘加生肌散吹之，服千
金内托散。如脓不干，吹本与追风即愈。又一症，形如狗
尿，下刀去血，刀痕即合，刀割宜长，吹秘可愈。

　　　　喉单风热喉中肿，顷刻水气不可通。

　　　　吹秘针攻头尾穴，三黄凉膈早宜攻。

　　　　日久脓成须内托，加秘生肌最有功。

回食单

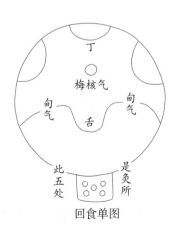

回食单图

此症因气郁有痰而生。在喉中两边两条红色为甸气，在喉小舌下紫红色点如豆大，名梅核。若疗下无核，定在前舌根下，或在左或右，中必有青筋系在腭，或白色如蚬肉似桃胶，两边红筋垂下。久则前心后背疼且嗳气，喉中若虫行，骨梗噎气阻食，或犯之即痛。治者吹本一二次，针去血，吹秘数次，将平则烙三四下除根，再吹秘以解火气，乃灸喉下，初起一穴，久者三穴，深甚灸五穴，灸口内出烟为妙，如不出烟，九壮为止。先服十八味加减，入大黄三钱行痰泻火。年大者服酒药二三十斤，兼服二陈、四七等汤二三十剂，大抵开郁化痰，顺气利膈泄肺为主。若头大而无血，谓之焦头。若针不入与甸气垂下不见形迹，俱不治。前后心痛，当用火灸。甸气用刀割，梅核用针。如灸稍好，喉中干燥，要灸气血三里穴七壮。足三里在膝眼下三寸，胫骨外大筋腕中，举足取之。

弄舌喉风

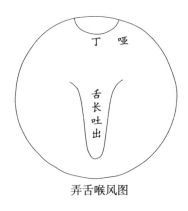

弄舌喉风图

弄舌喉风时吐舌，常时手弄命须臾。

直刺少商流去血，随吹金锁即痰除。

雄黄化毒须先服，用刀刺肿秘时吹。

疏风甘桔汤宜服，管教患者病消除。

归尾　花粉　山栀　甘葛　荆芥　桔梗　元参　川芎
连翘　人参　枳壳　茯苓　陈皮　甘草　防风　黄连　秘
十六　本十五　雄黄化毒丸九，金锁匙四。

呛食喉风

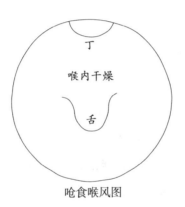

呛食喉风图

此症因热毒积于心经，以咽喉干燥无痰，妨饮食，
难治。

顺气利膈汤

川芎　桔梗　粘子　白芷　花粉　黄芩　甘草　元参
防风　山栀　枳壳　乌药　陈皮

用连根葱一枝，灯心一团，水二盏，煎七分，食后
服。如心肺间刺痛者，用当归连翘散加大黄利之。如久不
食，毒陷能伤人命。

呛食喉风热积心，喉中干燥立时疼。

更无痰涎多气喘，若还呛食命无存。

顺气利膈汤急进，灯心为引与葱根。

毒入肺间心刺痛，连翘散利妙若神。

气痛喉风

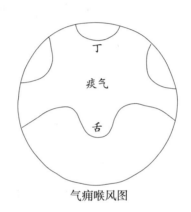

气痛喉风图

此症七情所伤，郁塞喉间，痰涎稠黏，身发热恶寒，分上中下三关。毒在下关难治，上中可治。吹秘，服雄黄解毒丸，后服参苓顺气散。

参苓顺气散

人参　枳壳　紫苏　粉草　陈皮　元参　桔梗　茯苓
苍术炭　白术　乌药　山栀　花粉等分

水煎，温服。

气痛喉闭塞喉间，增①寒恶热吐稠涎。

雄黄解毒宜吞下，参苓顺气急须煎。

喉内还须吹秘药，何须祈祷拜神前。

---

① 增：通“憎”。《墨子·非命下》：“帝式是增。”

喉风

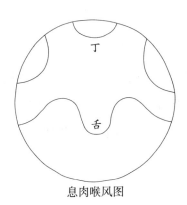

喉风图

此症因热盛膈间，或过食炙煿厚味，以致火动痰生而起。治者吹本，下刀，吹秘，服三黄、凉膈散。有脓服千金内托，又甘桔汤加银花。肿不消，用均末加冰、麝吹之。

　　喉风积热气喉中，壅塞须臾气不通。

　　痰涎肿痛难言语，先将秘药入喉咙。

　　用刀去血还吹秘，内服三黄凉膈通。

　　脓成宜托千金散，生肌收口有神功。

息肉喉风

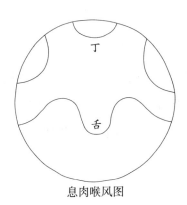

息肉喉风图

此症因受恶矽之气及风热而起。喉间生赤肉层叠肿起，有孔出臭气，气塞不通者是也。治法以秘加雄黄、人中白吹之，再以臭枸橘叶煎汤频服。叠肉不消，用小刀刺去血，再以臭枸橘叶煎汤频服。

息肉喉风生喉中，肉赤层层口臭冲。
涎痰壅塞气不通，雄黄中白秘吹入。
枸橘煎汤服有功，不消刺血毒气退。
忌食酒腐鱼虾同。

哑瘴喉风

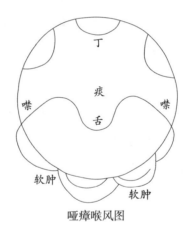

哑瘴喉风图

此症痰塞于咽膈之间，故牙关不开，不能言。急用蟾酥化水滴鼻中即开，桐油探吐风痰，再用甘草汤解桐油之气。喉中赤肿，吹本，下刀，去血，吹秘，连服荆芥防风败毒散一二服。面紫舌青唇黑，鼻流冷涕，甲面俱青，目赤多泪，不治。

哑瘴喉风口不言，牙关紧急吐流涎。

水化蟾酥滴鼻内，桐油探吐可安然。

喉中有肿难直刺，荆芥防风败毒散。

风热喉痹

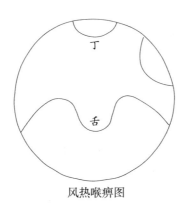

风热喉痹图

此症因积热毒，又感风邪而致。红微紫，其形若拳，面赤而目上视，壮热恶寒如伤寒。若声音不响，宜用润肺之药，外吹秘。若外肿，以金箍散敷之。牙关强急，宜探风痰。发热恶寒，服荆芥防风败毒散表之，后服加四物汤以滋阴降火，并用此方：黄连、桔梗、贝母、甘草、花粉、牛蒡、射干、杏仁、薄荷，用水煎服。

风热喉痹受热风，忽生红紫塞喉咙。

目睛上视有寒热，荆芥败毒表相攻。

声音嘶哑当清肺，四物滋阴藉神通。

腮项红肿金箍散，还将秘药入喉中。

喉痹

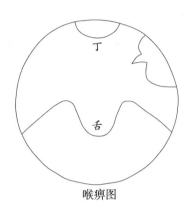

喉痹图

此症热毒伤心脾。二经之气通于口，循环上下，故咽喉肿痛而黄，其血黑，其形若臂，其肿如坎，面赤上视。治先探风痰，吹本、秘。肿不消，去血，服粘子汤①。若单痛不肿，无形可见，吞吐不利，先针少商穴，以定生死。又有结喉痹，舌根俱黑，甘桔汤加干姜、附子各一分，一服自愈，有痰加贝母，去附子。如热气外冲，难以用药，超②本秘一匙于水上，令患人仰卧，灌入喉中，其热即愈。

治喉痹单方

牛膝草根洗净，捣汁，人乳少许灌服。不能服者，灌鼻内。

喉痹热毒感心脾，咽喉痛闭最难医。

---

① 粘子汤：即粘子解毒汤，见本书卷二"焦公喉科煎药方"。
② 超：江苏地区方言，舀取之意。

其形似臂肿如坎，目睛上视面如朱。

治法探痰吹本秘，粘子解毒汤为妙。

不消刺血秘频吹，牛膝根汤频漱之。

阴毒喉痹

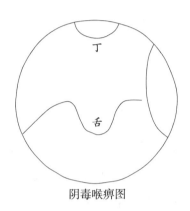

阴毒喉痹图

此症冬日感阴湿火邪而起。肿如紫李，微见黑色，外症恶寒身热，振动腰疼，头痛。血红可治，血黑不治。血微红，肿处软，有痰者可治；血黑硬，痰干者，难治。先服化毒丹，次服苏子降气汤，吹秘，戒酒一月。

阴毒喉痹感阴湿，邪火相攻最为急。

喉肿如紫李子形，外症恶寒其血黑。

红血可治黑难医，无痰不治传言的。

化毒丹吞降气汤，秘药吹之神妙极。

酒毒喉痹

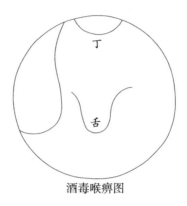

酒毒喉痹图

　　此症上焦心脾二经之火，因酒伤而起。形如鸡卵，其色鲜红，其光如镜，壅塞喉中，发热恶寒，头痛项肿。治者吹本，刺血，次吹秘，内服粘子解毒汤。

　　酒毒喉痹饮酒生，红塞喉间鸡卵形。

　　恶热憎寒头项痛，吹本去血得回生。

　　粘子解毒加甘葛，不必他方把药寻。

喉闭

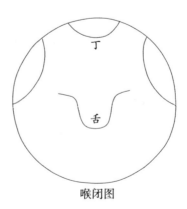

喉闭图

此症外因感寒，内伤热物，大寒后便入热汤洗浴，将寒气入脾经，冷气阻于中脘，邪热客于心经而生。卒然闭塞，气不宣通，死者多矣。急以三棱针刺手腕中紫筋上，或刺少商穴出血，用雄黄解毒丸冷水磨化下，吹金锁匙出痰，服八正顺气汤。

问你因何成喉闭，为感风邪受热气。

致令寒气入脾经，邪热于心卒然闭。

少商手腕刺三棱，雄黄毒解试为最。

金锁匙散入喉中，八正顺气汤能治。

伤寒喉闭

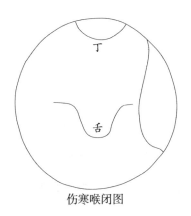

伤寒喉闭图

此症因伤寒遗毒不散，八九日后喉中肿闭，乃热毒入于心脾二经之故。急服四七汤二三剂，吹秘，噙冰梅丸，后服蠲毒饮①。

一人伤寒，舌出寸余，连日不收，用梅花冰片糁舌上即收。十者五愈。

---

① 蠲毒饮：即蠲毒流气饮，见本书卷二"焦公喉科煎药方"。

喉闭伤寒遗毒生，热入心脾毒气侵。

先吞四七汤三剂，吹秘冰梅噙更灵。

蠲毒流气如方服，管教一服值千金。

飞疡

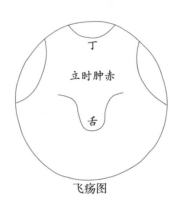

飞疡图

此症受秽恶之气，因后怒生喉中，卒然肿胀，渐至杀人。吹金锁匙取痰，服粘子解毒汤加红花、丹皮。若红肿不消，下刀去血，吹秘。恶心腹胀者难治。

飞疡因从怒火盛，或中秽毒亦能生。

卒然肿胀伤人命，金锁吹之效若神。

粘子解毒汤堪治，加上红丹服更灵。

松子喉风

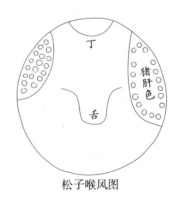

松子喉风图

此症因上焦风热而起。形如松子，色若猪肝，口喉皆赤，张口吐物则气逆关闭不能饮食。用金锁匙去痰，吹本、秘，用小刀刺肿出血，再吹本，秘合吹，服三黄、凉膈散加荆芥、防风。

松子喉风松子形，色似猪肝喉畔生。

张口吐物则气逆，饮食汤来咽不能。

金锁吹喉吐痰沫，秘药吹喉即用针。

急进三黄凉膈散，加上荆防效若神。

脚跟喉风

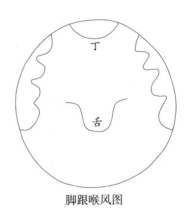

脚跟喉风图

此症从脚至于喉中，或一年一次，半年一次。其病一日行一穴，七日行七穴，发至喉中，如鱼脑水晶之状。先吹本，次吹秘，内服荆防败毒散。发后腥恶者死。

脚根喉风从足起，七情郁气致有因。

一年一次或二次，喉内生如鱼脑形。

本秘时时吹痛处，荆防败毒散除根。

发后痰腥臭秽死，医者潜心仔细评。

阴毒喉风

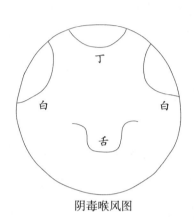

阴毒喉风图

此症受四时不正之气，及非常暴寒，而生少阴症。脉微细而沉，自汗，咽不利，一名肾伤寒。切不可用寒凉之药，宜用半夏桂枝汤或苦酒汤。脏寒咽闭，吞吐不利，用蜜附子。

阴毒喉风脉细沉，自汗咽疼属少阴。

药忌寒凉为要切，桂甘半夏得回生。

苦酒汤能医此症，一服须知妙若神。

脏寒咽闭蜜附子，奇方妙诀出三因。

喉疖

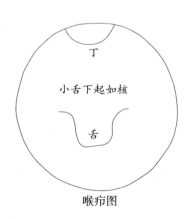

喉疖图

此症生于雄尾之中，初起如梅核在喉膈之间，乃七情所致也。用刀刺破，吹冰硼散，服雄黄化毒丸并四七汤，即愈。

喉疔缘由七情起，吞吐不利阻喉中。

刺破吹上冰硼散，雄黄化毒有奇功。

再服四七汤为妙，须教患者病无踪。

喉癣

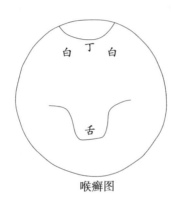

喉癣图

此症因受风热，或饮酒太过，上焦火燥而起。喉之内外皆白。吹秘，服山豆根汤。

喉癣原来受热气，上焦火气往咽攻。

满喉白色须吹秘，山豆根汤最有功。

喉瘤

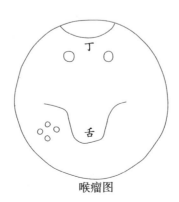

喉瘤图

此症肺经受热，多语损气，或怒高喊，或诵读太急，或多饮醇酒，多食煿炙而起。喉两旁或单或双，形如圆眼，血丝相裹，犯之即痛。敛神息气，以药攻之则愈，勿用刀刺，吹麝香散，服益气疏风汤。

喉瘤生在喉两旁，形如圆眼或单双。

犯之即痛喉中硬，养神晏息得安康。

不可轻用刀针刺，益气疏风是妙方。

麝香散末时吹上，何必求神告上苍。

喉球

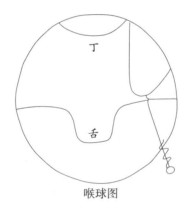

喉球图

此症因外感六气，内伤七情而起。咽喉之内生肉球如龙眼核大，有根如线五寸余长，吐球出方可饮食，以轻捻，痛彻至心。服益气疏风汤，用真麝香二钱，作二次水和服，或麝香散服三次，根化而愈。

喉球生如龙眼核，肉线相连妨饮食。

七情六气致根由，手扯肉球心痛彻。

益气疏风除病根，麝香散服奇功绝。

风热喉丹

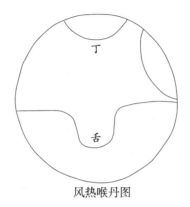

风热喉丹图

此症风热，劳思太过，或对风言语，风入肺经而起。其色鲜红，久而赤紫。治者以多去痰为要。吹秘，刺破去血，火自泻矣。服粘子解毒汤去热凉血，紫色转红，渐愈。

风热喉丹萦思起，邪风入肺致痰生。

喉内鲜红多肿闭，探痰吹秘用刀针。

粘子解毒汤宜治，凉血祛风药用神。

气子

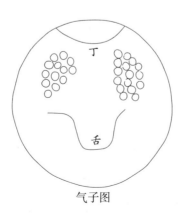

气子图

此症因气郁，及时风热，而起喉间。形如赤珠，或紫或白，犯之即痛，日久则嗌气。治者挑破去血，吹秘，服清气利咽汤。如火盛咽痛色紫，加片芩、黄连，去半夏、生姜；如虚火不甚红，劳力即痛，加元参、生地、芎、归、知、柏。

气子如珠因郁气，或红或紫在喉中。

劳心努力皆能举，日久年深气欠通。

治者用刀先刺破，还将秘药上收功。

清气利膈诚妙剂，能令病者喜相逢。

走马牙疳

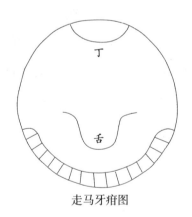

走马牙疳图

此症食炙煿、醇酒、肥甘，以致阳明胃经火动，而生湿热，故发牙龈作烂，顷刻腐黑沿开，其患迅速，故名走马。甚者牙龈脱落，根柯污黑，不数日以致穿腮破唇，沿及满口，走入喉中，诚为不治。治者针少商穴，以定死生。先用午后、年干泡汁拭净，吹本、秘。鼻烂加冰片、麝香，时含水药拔毒，烂处用香附炒黄为末搽，并吹本、

秘，服三黄汤，次服粘子解毒汤。如鼻烂，则服土茯苓末
药五剂。小儿生此，服芦荟消疳饮，吹秘或人中白散，若
冰硼散亦可。若牙尖穿出，刺唇作痛，挑破去腐，吹药。
凡治此，必取黑腐见红肉血流为吉。声哑干燥，黑腐不
脱，牙落无血，穿破唇，身热不退，渐入喉中，俱为
不治。

　　　　走马牙疳如马迅，肥甘炙煿起阳明。
　　　　牙龈黑烂多脱落，顷刻沿开鼻秽深。
　　　　午后年干频拭净，秘加冰麝或冰硼。

牙痛

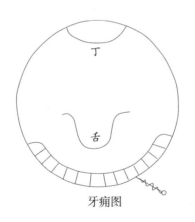

牙痛图

　　此症胃火上冲，发于牙龈，生毒如豆大或如指大，紫
色肿硬，疼痛难忍。治者吹本，下刀，次吹秘。头痛恶
寒，用荆防败毒散加升麻、葛根解表，后服清胃汤而愈。
治者将针柄捺软处是头穴，可下针去脓血。

　　　　牙痛之症起牙龈，生如豆大肿多疼。

发热憎寒头脑①痛，荆防升葛表神通。

吹秘痈头轻刺破，清胃汤宜在后吞。

牙疔

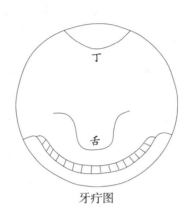

牙疔图

此症食臭毒自死禽兽或炙煿厚味，或恶气触于阳明胃经，而生疔牙缝中。疔根顶起牙上，甚者牙根末痛连腮腭，破则流血。治者吹本，用刀去血，吹秘。如疔大，刀②针割去，吹均秘，服三黄、凉膈化之，与③千金内托托之，时时吹秘，口含水药。按此症发热恶寒，头痛身强，其症在表，宜用荆芥防风败毒散；口渴烦燥，其症在里，服三黄汤、凉膈加大黄。

牙疔恶秽触阳明，缝中高突若疔形。

肿连腮腭生寒热，破流紫血臭多疼。

吹本用刀平割去，均秘时吹效更灵。

三黄凉膈多宜服，还将水药口中嚼。

---

① 脑：原作"恼"，据文义改。
② 刀：原作"针"，据文义改。
③ 与：原作"于"，据文义改。

牙宣

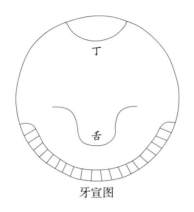

牙宣图

此症阳明胃经之火上攻而宣露①，牙缝出血不止。上属脾下属胃，吐痰血至升斗者难生，急即速治，迟则不救。治者水药漱净，吹秘，塞栋裘丹，服清胃散、犀角地黄汤、止血四生汤、甘露饮。或胃中虚火动而牙根腐烂，痰血常流不止，不可用上药，宜服芦荟饮，吹人中白散。

四生汤

生荷叶　生艾叶　生柏叶　生地各三钱

水煎，入童便一杯，食后服。

> 牙宣胃火起阳明，缝中出血不留停。
>
> 急用瑶池噙漱净，栋裘丹塞立通神。
>
> 犀角地黄清胃散，四生甘露选中评。
>
> 胃中虚火牙龈烂，芦荟丸吞极有功。

---

① 宣露：齿龈肿痛，龈肉日渐萎缩，终至牙根外露。

重舌痈

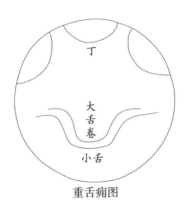

重舌痈图

此症因心火旺动，或受郁怒、酒色而生。大舌先卷，根下另生小舌，形红肉嫩，名曰重舌。治者吹追风于大舌上，吹本于大舌下，大舌治软，吹本于大舌两边根下，一边用针去血，次针小舌，两中不可刺针，数以本与秘，吹之即愈。初起者，服三黄泻心汤，瀛洲学士汤、凉膈散俱可择用。将成脓，只用千金内托托之，待脓一熟，挑放，搽追风，吹本、秘。

  舌重缘因心火生，或因郁怒火随升。

  舌下还生一小舌，颏肿流涎多疼痛。

  金津玉液频针血，秘吹痛喊即时宁。

  初宜学士瀛洲服，成脓须要用千金。

阴疮

同 形 之 丁 蒂
穿 溃 则 久 疮 喉

阴疮图

此症受风热湿郁结，或食煎炒、炙煿而成，或左或右。治者用热水多洗手足，开脾胃，外敷金箍散，内吹秘于疮口。过一日，将药水洗净，贴八宝膏十三四日。贴白膏后如疮口不收，穿破喉内，外用紫霞云熏之，俟口内烟出，服三黄汤加回生散，再加四味末药：番白草、五加皮、白鲜皮、黑丑各等分，为细末，共入回生散内，煮服。又宜服学士汤、还魂饮。有脓，服内托千金散，男用女吮，女用男吮，去脓。忌发物。

阴疮风湿两相因，致患喉旁左右生。

热水不时洗手足，内服不须用二陈。

吹秘敷用金箍散，膏封疮口紫霞熏。

三黄加上回生散，瀛洲四味及还魂。

虾蟆瘟

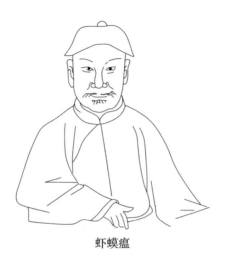

虾蟆瘟

此症感四时不正之气。初似风寒,惟耳项发肿,毒入喉间,肿痛,吞吐不利,沿门传染。始起发寒热,体强,头眩,脉浮紧数,为邪在表,以荆防败毒散汗之。两目鼻面肿者,乃阳明受病,发热,便闭,口干,多热少寒,脉数有力,为邪在内,用五钱大黄汤下之。头角、两耳结肿,颊胀痛,寒热呕吐,口舌咽干,烦躁特甚,以知母石膏汤、小柴胡汤和之。通用防风通圣散加牛蒡子、元参解毒,通解表里。劳役凶荒,沿门传染,用普济消毒饮、藿香正气散以安之。表里俱解,肿仍不消,宜针去恶血,热甚者金箍散敷之。后仍不消,必欲作脓,宜托里消散加白芷、皂角刺托之。脓成胀痛,针之已溃,体倦食少,补中益气汤。脓秽脾虚,食而呕吐,香砂养胃丸。腐溃而不敛,十全大补汤。如毒中三阳,项上俱肿,光如水色,双目合缝，唇白楮①形，口角流涎，声音不出，饮食不入，喉肿闭，牙关难开，破流臭水，秽气不绝者，不治。年荒时毒流行，忌用攻发，法当和解以养正气。

落架风

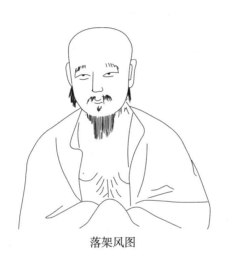

落架风图

此症上热下虚，血气俱虚，以致筋不收，或大笑之后，或呵欠久，下颏落下，牙齿不交合，语言饮食难。一二日可治，久则难治。治者令患人平身正坐，以两手托住下颏左右，治将两大指擦牙槽，端紧下颏，用力住肩下捺开关窍，随用绢条兜住下颏系于项上。虚者服补中益气汤，或灸颊车穴七壮。

补中益气汤

黄芪　人参　当归　白术　甘草各一钱　升麻　柴胡

---

① 白楮：白皮纸。楮，落叶乔木，其树皮是制造桑皮纸与宣纸的原料。

陈皮一钱　枣二枚　生姜二片

水煎，食后服。咽痛加麦冬、粘子、玄参，去生姜。

落架风因气血虚，致将筋骨不收拘。

或因大笑及呵欠，牙关落下气长吁。

平身正坐两手托，大指入口捺牙槽。

食中小指端下颏，望后推之病即愈。

面腮肿黑

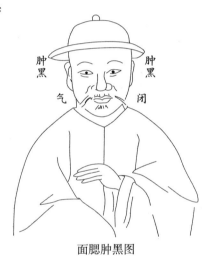

面腮肿黑图

此症凡食热物，出汗过多而生。面黑向下肿，两边腮肿，喉中气闭。治者用热水洗手足，喉内出气，先针少商穴。如有血出，内吹秘。如不愈，合追风、均末吹之，服桔梗二陈汤或甘桔汤数剂，吹追风散于颊内，吹并牙尽处。亦有风串入牙，致牙根脓出齿落，用蜜和秘敷之。

面腮肿黑湿热生，两腮肿黑又多疼。

喉中气闭人妨闷，洗和手足少商针。

秘均合用追风散，桔梗汤须合二陈。

锁喉风

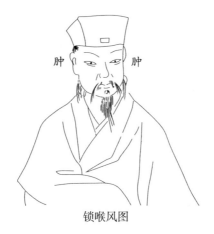

肿　肿

锁喉风图

此症心经毒气、少腹邪风发于听会之端，注于悬①膺之侧，列生如疬，闭塞难通，不能饮食，红肿发热，渐次溃脓，软而胀疼。此症初起用连翘当归散，日久用千金内托，吹秘加生肌，贴白膏。外腐内溃，汤随水孔出者，曾治数人亦效。

连翘当归散

当归　生地　连翘　前胡　甘草　枳壳　桔梗　黄芩
粘子　白芍　元参　花粉

引用灯心，初起外用蜒蚰②、片③麝，杵烂敷之妙。

锁喉风症心经毒，少腹火气及邪风。

① 悬：原脱，据《疡疡经验全书》卷一补。
② 蜒蚰（yányóu 延由）：即蛞蝓。性味咸寒，无毒，有清热祛风、消肿解毒、破瘀通经之功。
③ 片：即冰片。

发于听会初如疬，咽喉闭塞气难通。

当用连翘宜进服，脓成内托散收功。

秘合生肌吹患处，初起麝蚰敷即松。

喉肿

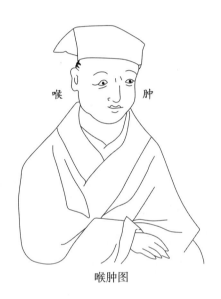

喉肿图

此症起于脾经，食煎炒油炽等物，及饮酒太过而行房事，以致毒气不能流行，聚结喉根。若不速治，毒闭即死。治者先去痰涎，后吹秘药，服八正顺气汤。

喉肿脾家湿热生，醉后行房所致成。

气不流通结喉下，先探痰涎秘药噙。

八正顺气宜煎服，管教患者得安宁。

骨槽风

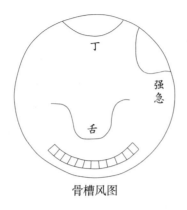

骨槽风图

此症忧愁多虑，太阳受病结于大肠之间，邪毒交生蕴于经络之内，或郁怒伤肝致筋骨紧急，思虑伤脾致肌肉结肿，膏粱厚味致酿脓秽。小儿生此，乃气禀虚弱，感暑风湿热，或食肥甘，而起于耳前或耳下。肿腮连项，隐隐皮肉痛彻筋骨，略有小核如李大，红肿，寒热如疟，或下或上，或左或右，牙关紧急。初生坚硬不消，久则疮口难愈。先探风痰，初宜艾灸，肿项及耳下五分各灸七壮①。膏贴之以泄内毒，用金箍散加追风散敷外肿处。牙关肿处，吹本、追风散，刀刺出血，吹秘，服清阳散火汤。溃后，服千金内托加五味、麦冬或中和汤，吹秘合生肌，使水升木降，脾健金清，乃愈。若外腐不合，虚热不退，坚硬不消，形体消瘦者，死。

清阳散火汤：治牙根尽处结肿连及耳项作痛。

---

① 壮：原作"肚"，据文义改。

升麻四分　　白芷七分　　黄芩　　当归　　粘子　　连翘　　防风

荆芥各一钱四分　　甘草四分　　石膏三钱　　白蒺藜一钱

水煎，食后服。

　　　　骨槽风起太阳经，皆因郁怒致伤筋。

　　　　思虑伤脾肌肉结，耳下牙关急痛生。

　　　　垂下五分针七壮，吹用追风亦用针。

　　　　清阳散火初宜用，中和内托值千金。

死舌痈

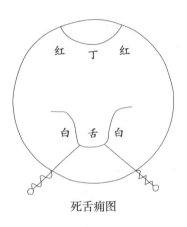

死舌痈图

　　此症因久积热毒于心而起。舌肿色白，如木舌相似，但木舌小硬，此肿而白。治者以刀刮去白皮，用追风散加冰麝、青皮、干姜末，手指湿水，蘸擦舌上即愈。肿甚，刺金津、玉液出血，吹秘，服学士汤，含口水药，时吹本、秘。日久脓成，左右挑放。舌出黑血，刺治不转色，舌卷不能言并舌硬者，死。

　　死舌痈生如木舌，其形白色肿多疼。

刮去白苔须洗净，追风冰麝干姜青。

玉液金津宜去血，吹秘还将水药噙。

瀛洲学士汤宜服，舌卷黑色命无存。

莲花细舌

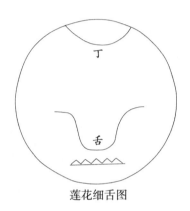

莲花细舌图

此症因心经积热，及气郁劳伤，兼受暑湿热之气而起。舌下生五峰，尖似莲花之状，三峰者轻，七峰者重。有痰追风取痰，吹本于旁，峰上出血吹秘。中尖乃心之苗，切不可针，以伤人命。初起服黄连泻心汤并学士汤，日久则服千金内托散。脓熟刺放吹秘，再吹生肌散。亦有生于舌上者，比舌高寸许，在下根两旁放血，吹本、秘即愈。

钿舌莲花何以因，皆由积热在心经。

三五七峰生舌下，形似莲花取此名。

忌伤舌下中央穴，须针玉液与金津。

有脓内托千金散，初起黄连学士汤。

珍珠毒

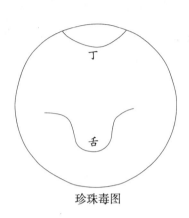

珍珠毒图

此症小儿饮甘甜热物，或母喜饮，或胎中受热而生。舌上如珠，先赤紫后白黄，疼痛难当。大者吹本，针刺出血，次吹秘少加冰片。小者吹秘，服三黄、凉膈散或化痰丹。如不能饮者，令母饮之，搽秘于乳头上，令小儿吞之。舌珠亦同。

舌上生起珍珠毒，皆由火毒犯心经。

红黄赤白多疼痛，小刀去血秘药灵。

三黄凉膈除心火，化毒丹丸孩子吞。

蟒舌

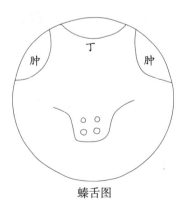

蟒舌图

此症因心膈蕴积热毒而生于舌。老者难医，少者尤可。若有孔，则全症也。或有一二孔，其中流血，或在左右，有黑心。大者用药烂去黑心，小者用针挑去，用水药洗净，吹本，服三黄、凉膈二三剂。如不收口，用生肌散拌匀用。

蟓舌因心劳郁气，舌生四眼是全形。

或生一二流鲜血，年老难除少者生。

三黄凉膈初宜进，黑心挑去秘吹频。

收功全在生肌散，舌硬疮生命不存。

雀舌

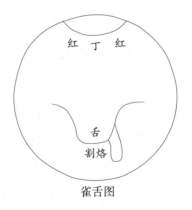

雀舌图

此症因心膈蕴积热毒，感风热，气郁劳苦而生。或上或左右，疼痛臭烂，舌上生苔，并腮两边红肿。治者吹本、均，割去，次吹本、秘数次，服三黄丸化之。雀舌小者，以刀剔破，不必割。如不收口，用生肌散。

雀舌感风由郁气，生于舌畔苦多痰。

吹本用刀须割去，还吹秘药内加均。

三黄凉膈宜多服，收口生肌如入神。

卷舌痈

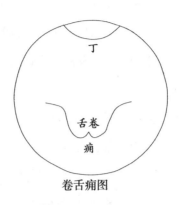

卷舌痈图

此症因风热感于心经，或煎炒热物而生舌下。或左右或正中，形如圆眼，或如枣核，肿疼不堪，言语不能，舌卷紫硬。初起吹本，去血，吹秘、均，服黄连泻心加金银花、贝母、花粉。日久去脓，吹秘，服千金内托散，后用生肌散收口。

  卷舌痈生于舌下，或左或右或居中。

  形如果核多疼痛，舌黄卷紫闭喉咙。

  患处用刀宜点破，均秘吹之有大功。

  黄连泻心加贝母，日久千金内托通。

舌上生痈

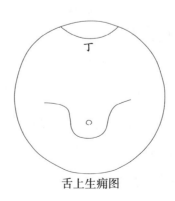

舌上生痈图

此症心经积热，生疮于舌，状似杨梅，作事心烦。服窦氏甘桔汤、栀子，后服黄连解毒汤，吹秘，不用刀针。或有痰结于舌上成核强硬者，吹冰硼散，刀刺出血，服加味二陈。

　　舌上生疮名肿腭，多由火毒内干心。

　　作事烦躁多痛苦，秘吹不可用刀针。

　　甘桔黄连先后服，舌上痰凝用二陈。

舌衄

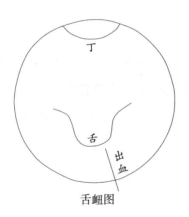

舌衄图

此症因心火炽盛而起。形如簪孔，出血不止。治者掺槐花末于孔处，服犀角、丹皮、生地、赤芍、黄连、当归、黄芩、山栀、蒲黄炒黑，共煎服。

又方

赤豆一升，杵碎

水三碗，和捣取汁，每服一盏，不拘时刻。

　　舌衄皆由心火盛，形如簪孔血流鲜。

急须上掺槐花末，四物丹犀与黄连。

赤豆一升生杵碎，水和煎汁服通仙。

舌上龟纹

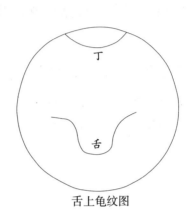

舌上龟纹图

此症思虑太甚，多醒少睡，虚火动而起。口破舌若无皮，色淡而白班①细点，甚者陷路龟纹，脉虚不渴。治者用四物汤加黄柏、知母、丹皮，肉桂为引导，从治法也，外以柳花散搽之。不可误作实火，用寒凉之剂，故书实于后，以备参考。

实火因膏粱厚味、醇酒、炙煿，心火旺而发。其色红紫，满口烂斑，甚者腮舌俱肿，脉实口干。宜服凉膈，吹秘。如舌上生疮，舌干黄破，作渴，加八味丸滋化源。俱禁水漱。

舌上龟纹虚火动，状若无皮色淡红。

四物桂丹加知柏，柳花散药漫收功。

忌用寒凉多克伐，实火休言在此中。

① 班：通"斑"。《韩非子·外储说左》："班白者不徒行。"

痰泡

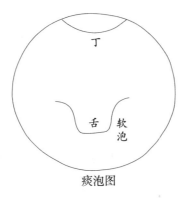

痰泡图

此症乃痰饮乘火流行，凝注舌下，结成痰肿，绵软不硬，有妨饮食，作痛不安。治者吹本，用刀将泡刺破，捺干其中之痰，吹冰硼散，服二陈汤。如愈后复发，服清热如圣散。

痰饮火升流舌下，壅肿如绵痛不安。

吹本用刀须刺破，流去痰胶捺令干。

还要吹上冰硼散，二陈加减即安然。

泡舌

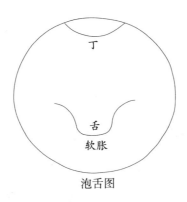

泡舌图

此症因火上冲，痰随火上注。舌忽胀满口中，软如猪尿脬形，不疼痛，口中流涎，妨言语。治者看舌下有青泡如蟹眼，吹本、秘，挑破，捺净其痰，以温汤漱净，吹秘加冰硼、元明粉，服加味二陈汤加牛蒡、连翘、木通、花粉。

一人舌忽肿胀出口，痛如针刺，遇一游僧，云是蜈蚣毒沿碗上，人食染毒。用雄鸡血一盏浸舌搽，玉枢丹亦可服。如无，雄黄、朱砂、冰片研极细末，吹患处亦妙。

泡舌像如猪脬形，痰随火上犯心经。

不疼不痛妨言语，满口流涎食不成。

舌下青筋宜刺破，流出痰如鸡蛋清。

秘合冰硼吹患处，服药增加用二陈。

连珠喉风

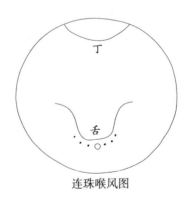

连珠喉风图

此症因心经火毒上冲而生舌下。其形如珠，初见一二，少顷蔓生盛，三五七八九如贯珠，舌胀痰升，不能饮食。治者探去风痰，吹本药于患上，逐粒去血，兼刺玉液、金津，吹秘，服黄连泻心汤。

连珠风起似连珠，心火冲生舌下瘀。

蔓生三五七八九，舌胀痰生探吐愈。

吹本用刀须刺破，玉液金津血亦祛。

黄连泻心汤内服，如斯治法外无余。

气单

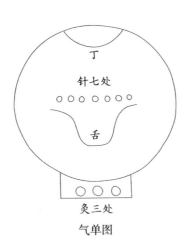

丁

针七处

○○○○○○

舌

灸三处

气单图

此症受湿热，七情所伤，郁气而起。靠舌根横起紫红色筋。治者吹本于筋上，用一大针将桐油蘸，烧红，照图式上依横筋针七处，次将三小针扎品字样，每大针孔各针二次，共成四十九针。如舌根肿，灸外边喉下横三穴，口内烟出乃止，如不出烟，七壮为止。服凉膈散或甘桔汤数剂，吹秘，自愈。

气单郁结原由起，舌根横紫起青筋。

吹本大针针七次，每针品字各三针。

外边喉下横三灸，凉膈三黄并二陈。

以上共针四十九，调理须知要养神。

悬疔

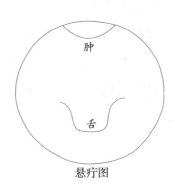

悬疔图

　　此症受风热，或食煎炒厚味，或重衣叠被，或思虑过度，心火上冲蒂丁，卒然紫肿，吞吐不利。治者不可用刀针，只吹秘，或用乌龙尾①和炒盐，用箸头点上，用枕卧一时。甚者服三黄汤加木通、桔梗，去川芎。

　　　悬疔之症由火生，重衣厚味起心经。

　　　候忽蒂中垂下肿，秘吹切忌用刀针。

　　　盐水同炒乌龙尾，研吹仰卧片时停。

　　　甚者宜服三黄汤，通桔粘子荆防功。

木舌

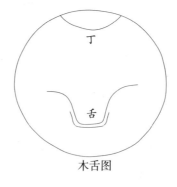

木舌图

---

　　① 乌龙尾：即梁上壁间的倒挂烟尘。性味辛苦微寒，无毒，可研细末吹喉，治喉痹、乳蛾等。

此症因心火太盛而起。舌硬如山，增寒壮热，言语蹇涩。内服黄连泻心汤，外吹秘，以刀刺紫肿处去血，再针金津、玉液，出血自愈。又或舌上紫肿，用飞朴①加冰片少许搽之，出涎自愈，或吹冰硼散。

　　木舌皆由心火盛，舌如木硬紫多疼。

　　壮热增寒言蹇涩，吹秘舌下刺青筋。

　　黄连泻心汤内服，间吹本秘合冰硼。

　　刀刺紫肿去血后，再针玉液与金津。

七星疮

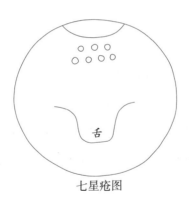

七星疮图

　　此症因脾经积热。上腭属脾，脾气通于喉，故上腭生疮，似粟如珠，或黄或白，口中腥臭，手足怕冷，身体畏寒。治者用水药或苦茶拭净，吹秘，服清脾降火汤。戒酒色。

　　七星疮生喉上腭，皆由热毒积脾经。

---

① 飞朴：即朴硝。

似粟如珠黄白色，满口涎流极臭腥。

手足畏寒身发热，苦茶拭净吹秘频。

降火清脾噙水药，如斯指日可回生。

口疮

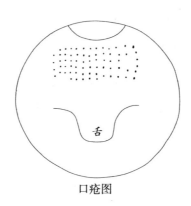

口疮图

此症因劳碌，乃食火酒、炙煿、椒姜之物而起。小儿食肥甘，或胎受毒，或母病食热乳而生。或红紫或黄白，疼痛流涎，难以饮食，甚者发热恶寒，口干便闭。治者用米泔或苦茶，青布蘸拭净，出血不妨，吹秘，服粘子解毒汤加栀子或三黄汤。如小儿不能服之，只以犀角化毒丹服。小儿服之如臭，用秘加人中黄、黄连、冰片、麝香，研极细末，吹之。

口疮积热在心经，满口生疮黄白形。

米泔拭净时吹秘，甚宜去血火方平。

粘子解毒三黄散，服之退火与凉心。

小儿化毒汤宜服，桑叶汁涂疮自轻。

悬蜞风

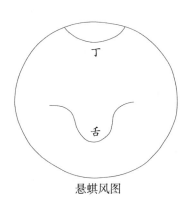

悬蜞风图

　　此症上焦蕴积热毒，风痰塞壅而起。上腭肿垂，形如
蛙腹，或如鸡子，咽喉闭塞，痰涎满口。治者用元明粉醋
探去风痰，吹本药于肿处，刀刺去血，吹秘，服三黄、凉
膈散。有表症者，服荆防败毒散。日久，千金内托散。

　　悬蜞风毒生上腭，形如蛙腹闭喉咙。

　　探痰须用元明醋，本吹刺血秘相攻。

　　内服三黄凉膈散，表症荆防大有功。

　　有脓千金内托散，顿教患者喜重重。

出汗生痌

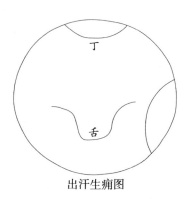

出汗生痌图

此症受湿热，出汗过多而起。治者吹追风散，刀刺去血，吹秘加均、本。如不肿疼，其内定破，吹秘，次以均多加冰片、儿茶、硼砂、青黛末吹之，不用本药。有痰，以元明粉醋探去；有脓，千金内托；不收口，生肌散。

　　汗出生痛余毒因，追风吹上用刀针。

　　秘均加末时吹上，内服三黄桔梗汤。

　　探痰须用元明醋，脓成须速用千金。

　　出脓疮口多疼痛，生肌吹上即时平。

咂舌痈

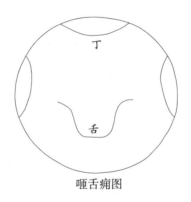

咂舌痈图

　　此症受风热、酒毒、湿痰而起。牙龈里两边生痛，致舌短大。两边未破，吹本，针破去血，吹秘；已破，吹本、秘或擦追风散于舌上；两边臭烂，秘合生肌加冰麝吹之，水药嗽口。起初，服学士汤或粘子解毒汤；已成，服千金内托散。有痰，亦须探去。

　　咂舌痈生舌两边，口中腥臭吐稠涎。

　　未破痈头宜刺破，秘本生肌合共吹。

　　学士神方粘子解，已成内托散神仙。

撮口喉风

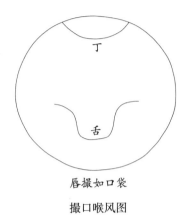

丁

舌

唇撮如口袋

撮口喉风图

此症因脾胃蓄痰，风火扰动而起。其唇或如口袋收撮，不能饮食，喉内风痰壅塞，或经一年发。治者用马齿苋汁洗唇，玄明粉醋探风痰，针少商穴出血，吹本于喉内及唇上，服防风通圣散。如毒入心包，脘中胀满，上气喘促，下部洞泄不止者，死。

撮口喉风胃有痰，唇如口袋似绳攀。

喉内有痰元明粉，口禁①三黄刺少商。

马齿苋汁洗唇软，本药先吹秘再尝。

内服通圣防风散，立起沉疴免受殃。

---

① 禁：同"噤"。

悬痈

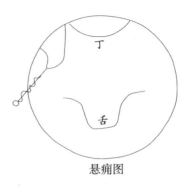

悬痈图

　　此症因脾经积热，感风热而起。上腭形如紫李，垂下抵舌，口不能言，舌不能伸，头不能低，仰面而立，臭出红涕。若不速治，其毒陷入于脑即死。速用刀刺痈头去血，用盐汤漱净，吹秘，服荆防散①、雄黄化毒丸而愈。

　　　　悬痈生于上腭中，形如紫李垂喉咙。

　　　　不能言语舌难动，头不能低涕出红。

　　　　刺破痈头出毒血，盐漱汤净秘收功。

　　　　雄黄解毒荆防散，看症机关要变通。

---

　　①　荆防散：即荆芥防风败毒散，见本书卷二"焦公喉科煎药方"。

卷　二

应用良方

秘药方

黄连　黄柏　黄芩　黑栀　黄芪　薄荷　防风　荆芥
元参　连翘　细辛　川芎　白芷　羌活　山奈　槟榔　川
朴　苦参　甘草　木通　半夏　川乌　草乌　乌药　苍术
三七　麻黄　大黄　僵蚕　牛膝　桔梗　射干　干葛　牛
蒡　麦冬　杏仁　生地　归尾　花粉　南星　赤芍　升麻
皂角刺　车前子　桑白皮　五加皮　地骨皮　山豆根　金
银花　川槿皮　广陈皮

以上共五十一味，每重一两，各拣道地洁净，有泥者
去净，法制者法制。用新缸一只盛之，加清水量用多少浸
之，日晒夜露四十九日，滤去渣，将药水入铜锅内文武火
熬，以棒搅勿住手，煎稠如糊。入后药：

明雄黄五分　青礞石一钱，童便煅七次　没药五分，去油
乳香五分，去油　真熊胆五分，焙　煅龙骨五分　枯白矾一钱
白硼砂七分，水飞　炉甘石五分，煅童便七次　桑皮炭三分

元明粉五分　制青黛五分　儿茶一钱　轻粉三分　石燕①五分，醋煅七次　虢丹三分，水飞　血竭五分　铜青五分　石蟹②五分，童便煅七次　海螵蛸五分，绵包煨

共计二十味，研极细末，将前膏和匀，做小饼如指大，晒露七昼夜，后放土上，用瓦盆盖之，一日一翻，七日取起，置透风处阴干，瓷瓶收好。三月放③可用，研为细末，每二分，加后药：

冰片四厘　麝香二厘　珍珠四厘　西黄二厘　珊瑚四厘轻粉二厘　硼砂二厘

共为极细末，和匀，收入小瓶内，以乌金纸塞口，用吹喉症神效。

通关散

牙皂一两，瓦焙存性　川芎五钱
共研为细末，瓷瓶收好，听用。

追风散

淮乌　川乌　草乌　牛膝　麝香
各等分，研极细末，瓷瓶收好。

麻药方

川乌　草乌　淮乌

---

① 石燕：古生代腕足类石燕子科动物中华弓石燕及近缘动物的化石。性味咸凉，有除湿热、利小便、退目翳之功。

② 石蟹：古生代节肢动物弓蟹科石蟹及其近缘动物的化石。性味咸寒，有清肝明目、消肿解毒之功。

③ 放：通"方"。《荀子·子道》："不放舟，不避风，则不可涉也。"

各等分，共研细末，瓷瓶收用。

本药方

川乌 草乌 淮乌 乌头 龙骨 象皮 青黛制 硼
砂 儿茶各一钱 银花五分 血竭一钱 珍珠二厘 麝香三厘
冰片三厘 乳香五分，去油 没药五分，去油 青鱼胆①五分，
焙干

共十七味，研极细末，瓷瓶收贮，勿令泄气，铜管
吹喉。

本药方

明硼砂 龙骨 制青黛 儿茶 牙硝 银花各一钱
乳香五分，去油 没药五分，去油 白附子 熊胆 冰片 麝
香 珍珠各三分 西黄五分 琥珀五分

共十五味，研极细末，瓷罐收好，勿令泄气，吹
喉用。

均药方

栀子三钱，炒 薄荷一两 黄连一两 升麻三钱 鸡肫皮
二钱

共为细末，瓷瓶收好。

元霜散

薄荷 僵蚕 青黛 朴硝 白矾 火硝 黄连 硼砂

---

① 青鱼胆：鲤科动物青鱼的胆囊。性味苦寒，有毒，有清热解毒、明
目退翳之功。

共计八味，研极细末。用猪胆七八个，到腊月初一日，将胆汁倒出，又将前药末和匀，复装灌胆壳内，以线扎头，外用青红纸包，地掘一坑，深广各一尺，用竹一根，将药挂穿横担悬其中，上用板铺，复以土密盖。挂至立春日取出，挂风处阴干，去胆壳纸，将药研极细末，每药一两，加冰片三分，治喉神效。

生肌散

赤石脂五分，煅　海螵蛸竹箸包煅，去壳，一钱　龙骨一钱，煅　血竭一钱　轻粉二分半　乳香三分半，去油　没药一钱，去油　朱砂飞，炒黑，一钱　白芷三分半　文蛤一钱　枯矾少许　麝香少许　冰片少许

共计十三味，研极细末，瓷瓶收好，勿令泄气，每用吹喉。

紫霞云

水银一钱　朱砂一钱　铅镕化，入水银和匀，一钱　雄黄五分　麝香五厘　百草霜①二钱

共为细末，每纸一条，用药五分，加艾卷作条，每日食后熏之，以七条为度，甚者九条即愈。

金箍散

川大黄一两，锦纹圆大者，或三四重穿心者更佳，用纸包煅，

---

① 百草霜：为杂草经燃烧后附于锅底或烟筒中所存的烟墨。性味辛温，有止血、消积之功。

去厕中浸一月，取起洗净晒干，为末用　五倍子三钱，醋炒黑　白芷五钱，蜂房三钱，蜜炒　芙蓉叶二两，晒干　羌活五钱

共研极细末，瓷器装。每用蜜水调敷肿处周围，中留一孔，出毒气。

人中白散

人中白二两，煅红，溺壶内佳　儿茶一两　黄柏六钱　薄荷六钱　青黛六钱　冰片五分

上药共六味，研细末，瓷瓶收好，勿令泄气，每用吹喉。

绿袍散

黄柏一两　青黛三钱　陀僧一钱

共为极细末，每用吹喉。

金锁匙

焰硝二两五钱　冰片一钱　白僵蚕一钱　雄黄二钱

共为细末，吹患处。

八宝膏

贴疮生肌收口。

黄丹一两　宫粉一两　血余一两，滚水泡去净　铜青三钱　羊粪一撮，以新罐贮，晒露七日，不可见雨

以上诸药为末，用桐油四两、香油八两下锅熬煎，次下血余，猛火煎至血余化尽，入黄蜡一两溶化，方入前四味末药，以柳条不住搅，滴水成珠为度，取出，退火毒，

方用。

二神散

干姜一两，雄黄三钱

二味共研极细末，瓷瓶装盛，吹痛处，立止。

化毒丹

防风　连翘　桔梗　荆芥穗　当归各一两，酒洗　甘草
赤芍　山栀　黄芩　元参　薄荷　山豆根　犀角　羚羊角
各五分

上药共十四味，研极细末，炼蜜为丸，灯心竹叶汤
送下。

麝香散

麝香三钱　冰片三分　黄连一钱

共研细末，密收，一日夜吹五六次。

柳花散

黄柏末一两　青黛三钱　肉桂一钱　冰片二钱

共研细末，瓷瓶收贮，吹患处。

冰硼散

元明粉五钱　硼砂一钱　朱砂一钱　冰片一钱　麝香一钱

上药共五味，研极细末，瓷礶收好，勿令泄气，
吹喉。

白膏方

制乳香　制没药　儿茶　血竭　轻粉　定粉①各等分

上药为极细末，用猪板油熬四两，和药末捣千余下，后入人乳再捣，临用摊贴。

解毒雄黄丸

雄黄一两　巴豆十四粒，去油壳净　郁金一两

上药共为极细末，醋和为丸如绿豆大，每服七丸，专治咽喉科急症。顽痰闭塞，牙关不开，以物撬开口，用水将药丸研灌下，吐尽痰涎即愈，有起死回生之功。

冰梅丸

专治喉痹十八种，俱妙。

大南星二十五个，鲜者切片用　大半夏二十五双，切片用

皂角四两　朴硝四两　防风　白明矾各四两　桔梗三两

一方用甘草，无皂角。

拣七分熟大青梅一百个，先将硝盐水浸一周时，然后将药研细，入水拌匀，将梅浸入药水中，其水过梅子三指为度。浸至七日后，取出晒干，又入前药汁内浸透，再晒再浸，以药水干为度，方将梅子用瓷器蜡封收好，若梅上有白霜更好。用时以薄棉纸裹之，噙口内，令津液徐徐咽下，痰化病即愈。一丸可治三人，不可轻弃之。

---

① 定粉：即铅粉。性味甘辛寒，有毒，有消积杀虫、解毒生肌之功。

箍药方

大黄一两　文蛤一两　蜂房三钱，蜜炙　芙蓉叶一两，阴干　白及五钱　羌活

上药共研极细末，瓷器装盛。每用蜜调围箍之，中留一孔出毒气，频以蜜水润之。

雄胆散

治喉科七十二症。

黄芩三钱，生用　黄连三钱，生用　栀仁三钱，炒黑　制梅干五钱，煅存性　青黛五钱　雄黄一钱　硼砂三钱　鸡内金一钱，不见水　人中白五钱　枯矾一钱

共十味，依法制度，研极细末，入冰片六分，麝香三分，再匀。每药末五钱，加西黄二分，铜青五分，熊胆五分，珍珠五分，儿茶八分，共研极细末，以瓷瓶封收紧密。每用少许，吹入患上，一日夜吹十余次，徐徐咽下，流出痰涎渐愈。如有腐臭，急用蜂水漱净，或用猪皂、草乌、柏子和捣，加水去渣，灌净，吹之大妙。

吹喉散

唐先生传专治口内一切杂症。

人中白二钱　硼砂五钱　青黛二钱　五倍子一钱　冰片五分

外加杉六二味杉木炭一钱，六一散一钱，共研极细末，瓷瓶收好，勿使泄气，吹患处立效。

喉风双蛾，一切火毒并治，无不应验

人中白一钱，火煅　硼砂五分　胆矾三分　冰片一分

共研细末，吹患处，吐痰而愈。

走马牙疳臭烂，痘内牙根肿疼，并远近虫牙俱效

儿茶一钱　朱砂三分　轻粉三分　没药二钱，制　乳香二钱，制　血竭二钱　西黄一分　龙骨五分　枯矾五分　黄丹五分　冰片一分　珍珠三分　土枣十个　桑炭五分　柳炭五分　麝香一分

共研极细末，瓷瓶收好。每用先将汤漱口，再用荆芥、五倍子煎汤，加银、朱少许，同洗净，再将药搽患处，立效。

治走马牙疳

午后汁两钟，即白马粪是也。如一时难办，可预取为末，临时水泡，取汁应用　万年干三钱七分，即粪碱是也。用新瓦合盖，烧灰存性，研细末

二药和匀，漱之，后再以冰麝、生肌药吹之，又吹秘、本二药，即愈。

大小口内臭疳疮

枯矾三钱，煅　人中白一钱，煅　鸡内金一钱，煅　铜青一钱　麝香二分　冰片一分　阿魏一分

共研细末，瓷瓶收好。每用先将米泔洗净患上，将此药干搽口，蚌水洗更妙。

治喉闭立效

硼砂二分　冰片二分　明矾二分　黄连二分　黄柏二分

共研极细末，瓷瓶收好，勿令泄气。每用吹筒入喉中即开关，三五次而自愈。

喉闭不能开关急方

老王瓜一条，剐出瓜瓤　朱砂三钱　芒硝三钱

二药和匀，灌入瓜内，倒吊阴干，候瓜外出霜，括下晒干。倘遇患此症，吹之即愈。

取痰方二

一用车前草，连根叶捣汁，加醋含漱口，或吞或吐，取痰极佳。

一用山豆根为末，吹喉或煎汤漱口，痰涎自出即效。

牙痛方

芦荟一钱二分　龙骨八分，火煨　冰片五分

共研细末，擦牙患处。

又方

胡椒一钱　甘松一钱　麝香五分

共研极细末，炼蜜为丸如梧桐子大。每用一丸，将新棉包安患处，牙咬定，止痛即愈，立效。

焦公喉科煎药方

三黄汤

黄连　黄柏　黄芩　赤芍　栀子　川芎　薄荷　甘草
青皮　陈皮　花粉　银花　元参　射干　当归

引用灯心、竹叶，同煎服。

凉膈散

当归　川芎　赤芍　防风　荆芥　元参　栀子　黄连
石膏　花粉　连翘　桔梗　薄荷

风甚，加银花、粘子；火甚，加贝母、瓜蒌。水
煎服。

荆芥防风败毒散

荆芥　独活　防风　川芎　羌活　桔梗　前胡　茯苓
枳壳　柴胡各一钱　人参五分　甘草五分

引加荷叶一小片，水煎八分，食后服。或加姜三片，
寒甚加葱三根。

千金内托散

元参　人参　桔梗　青皮　陈皮　连翘　甘草　川芎
当归　赤芍　萎仁　花粉　银花　厚朴　防风

加灯心，水煎，食后服。

托里消毒散

人参　白术　黄芪　当归　白芍　川芎　茯苓各一钱

银化　白芷各七分　桔梗　角刺　甘草

水二钟，煎八分，食后服。若脾弱者，去白芷，倍人参。

四七气汤

茯苓　厚朴　半夏　橘红　青皮　枳实　砂仁　南星神曲　槟榔　苏梗　白豆蔻　益智仁

引加姜片，煎服。

补中益气汤

黄芪一钱，炙　人参一钱　甘草一钱，炙　当归一钱　白术一钱，炒　升麻三分　麦冬六分　五味子三分　柴胡五分

引枣二枚，姜三片，同煎，空心热服。

瀛洲学士汤

乳香　没药　川芎　白芷　栀子　贝母　薄荷　陈皮当归　黄连　升麻　木通　防风　甘草　赤芍　花粉　银花　穿山甲　皂角刺

引加灯心、淡竹叶，水煎服。

十八味

防风　银花　甘草　赤芍　知母　荆芥　陈皮　麦冬花粉　贝母　黄柏　牛蒡　当归　栀子　连翘　元参　桔梗川芎

水二钟，煎，去渣服。

还魂散

陈皮　人参　赤芍　黄芪　苍术　黄芩　防风　瓜蒌
黄柏　川芎　银花　当归　茯苓　白术　黄连　甘草

水二钟，煎，去渣服之。

回生散

白丑一两　五加皮一两，炒　桔梗四钱　连翘五钱，去心
花粉五钱　土茯苓三两　薄荷一两　栀子一两　皂角刺七钱

煎服，当用三分之一，或煮酒服，可用全方，入陈酒
三斤。

内补汤

当归　赤芍　白术　瓜蒌　银花　连翘　栀子　元参
川芎　薄荷　黄连　花粉　黄柏　黄芩　防风　陈皮　青
皮黄芪蜜炙　桔梗

水二钟，煎，去渣服之。

芦荟消疳饮

芦荟　银柴胡　牛蒡子　胡黄连　元参　桔梗　川连
山栀　薄荷　石膏　羚羊角　升麻　甘草

引加淡竹叶，水同煎服。

藿香正气汤

藿香　白芷　大腹皮　紫苏　桔梗各一钱　茯苓　半
夏　陈皮　厚朴　白术各八分

引加姜一片，枣·个，水二钟，同煎，热服，取汗为度。

又

治一切阴疮方，加均药末三钱，共十六味。

乳香　没药　穿山甲　白芍　防风　当归　川芎　赤芍　木通　陈皮　花粉　甘草　银花　贝母　皂角刺

水煎，去渣服。

又方

当归　甘草　黄连　茯苓　白术　陈皮　元参　赤芍黄芩　苍术　黄芪　防风　黄柏　瓜蒌　银花

水煎，去渣服。

治口疳疮方

白丑　五加皮　白鲜皮　桔梗　甘草　连翘　花粉银花　薄荷　山栀

治口疳毒疮方

皂角子　山豆根　土茯苓

引加灯心，水煎服，或研末和服，俱妙。

又方

瓜蒌仁　花粉　桔梗　银花　连翘　赤芍　川芎　白茯苓　当归　薄荷　陈皮　黄芩　青皮　黄连　款冬花黄柏　防风　元参

水煎，去渣服之。

桔梗汤

治肺痈，咳嗽，吐脓血。

桔梗　瓜蒌仁　百合　防风　当归　枳壳　黄芪　贝母　元参　白鲜皮　薏苡仁各八分　杏仁　甘草各五分　黄芩八分

水煎服。

洗药方

藿香　三奈①　苦参　荆芥　甘草　防风　白芷　细辛　黄柏　银花　地骨皮各等分

煎汤，用青绸蘸药水，温洗患处。

牙疼加减方

荆芥　防风　甘草　石膏　青皮　生地　丹皮　升麻

上正四牙，加黄连、麦冬；下正四牙，加黄柏、知母；上左二牙，加川芎，白芷；下左二牙，加白术、白芍；上左尽牙，加胆草、羌活；下左尽牙，加柴胡、山栀；上右二牙，加当归、茯苓；下右二牙，加木通、车前；上右尽牙，加大黄、枳壳；下右尽牙，加黄芩、桑皮。

苏子降气汤

苏子三钱　厚朴一钱　陈皮一钱　前胡一钱半　肉桂四分

---

①　三奈：即山柰，为山柰的别名，又名沙姜。

半夏一钱半　甘草五分

引加生姜三片，同煎八分，食远服。

粘子解毒汤

牛蒡　甘草　升麻　生地　花粉　连翘　白术　黄芩
黄连　山栀　桔梗　防风　青皮　元参　干葛

水煎服。

八正顺气散

陈皮　砂仁　枳壳　桔梗　白芍　甘草　当归　川芎
人参　牛蒡

水煎服。

蠲毒流气饮

白芷　防风　陈皮　连翘　人参　香附　川芎　当归
元参　花粉　枳壳　甘草　牛蒡　桔梗　柴胡　山栀

水二钟，煎服。

苦酒方

黄芪三两　白芍二两　桂枝一两六钱

上为末，每服三钱，苦酒①三合，煎至七分，不以时
频服。

半夏桂枝汤

半夏　桂枝　甘草

---

① 苦酒：即米醋。

引加生姜三片，水二钟，煎八分服。

蜜附子

大附子

去皮脐，切大片，蜜涂，瓦上炙黄。每一片，含在口中，津甘咽下，味尽再换。

山豆根汤

山豆根去白　陈皮　元参　桔梗　连翘各一钱　麝香五分　麦冬一钱二分，去心　甘草　薄荷各七分

引加灯心，同煎服。

益气疏风汤

升麻　甘草　当归　川芎　生地　白芍　桔梗　黄芩　麦冬　前胡　青皮　干葛　紫苏　连翘　防风　白蒺藜

水二钟，煎服。

四七气汤

茯苓　山栀　甘草　紫苏　生地　桔梗　枳壳　元参　花粉　牛蒡　连翘　陈皮

水二钟，煎，去渣服。

清气利咽汤

茯苓　苏梗　甘草　山栀　陈皮　桔梗　贝母　香附　花粉　枳壳　半夏

引加姜一片，水二钟，煎服。

又方

生荷叶　生柏叶　生地黄

水煎，入童便半酒杯，温服。

甘桔汤

甘草五分　桔梗一钱　花粉二钱　牛蒡三钱　连翘一钱五分　山栀一钱四分　黄连四分　生地三钱

水二钟，煎服。

解毒汤

黄连　牛蒡　桔梗　连翘　当归　生地　白芍　丹皮　青皮　枳壳　前胡　甘草　元参　银花　柴胡

水二钟，煎八分，去渣服之。

四物汤加味

黄柏一钱五分　芍药三钱，酒洗　川芎一钱　生地四钱　当归一钱，酒洗　知母一钱　丹皮一钱　肉桂四分

引加枣二枚，水二钟，同煎服。

加味二陈汤

陈皮一钱　半夏一钱五分　茯苓三钱　甘草五分　黄连五分　薄荷五分

引加姜三片，水二钟，同煎服。

如圣散

枳壳一钱　荆芥一钱　薄荷　柴胡①五分　花粉三钱　山栀一钱　连翘去心　牛蒡各一钱五分　甘草四分

引加灯心，水二钟，同煎服。

清脾降火汤

丹皮　当归　生地　黄连　黄芩　桔梗　白芍　薄荷防风　茯苓　白术　泽泻　猪苓　山栀　麦冬　元参

水二钟，煎服。

八正顺气汤

厚朴　砂仁　半夏　陈皮　茯苓　青皮　桔梗　赤芍枳壳　木香研末　元参　牛蒡　山栀

引加姜三片，水二钟煎，冲木香服。

当归连翘散

当归　连翘　甘草　桔梗　栀子　花粉　生地　前胡枳壳　黄芩　元参　白芍

引加灯心，水二钟，同煎服之。

学士汤

乳香　没药　白芷　山栀　贝母　薄荷　陈皮　木通防风　甘草

引加灯心、淡竹叶，同煎服。

① 胡：此后疑脱"各"字。

防风通圣散

防风　白芍　薄荷　川芎　桔梗　山栀　黄芩　白术
当归　连翘　荆芥　麻黄　滑石　芒硝　大黄酒炒　甘草

或加牛蒡子、元参，水二钟，煎八分，空心温服。

甘露饮

天门冬一钱　麦冬一钱　生地黄二钱　熟地黄二钱　金
钗石斛三钱　枇杷叶三钱,拭净毛,去筋,炙　黄芩　枳壳
茵陈各一钱，甘草五分

水二钟煎，食后服。

治双单蛾立效方

黑升麻一钱　桔梗一钱五分　甘草一钱五分

井水二钟，煎服，二剂自愈。

甘桔汤

当归酒洗　川芎　薄荷炒　黄芩　山栀　连翘　甘草
银花　元参　防风　桔梗　荆芥　大黄酒浸

水二钟，煎服。

诸　穴①

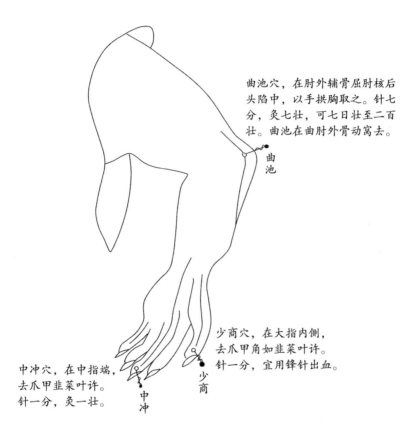

曲池穴，在肘外辅骨屈肘核后头陷中，以手拱胸取之。针七分，灸七壮，可七日壮至二百壮。曲池在曲肘外骨动窝去。

少商穴，在大指内侧，去爪甲角如韭菜叶许。针一分，宜用锋针出血。

中冲穴，在中指端，去爪甲韭菜叶许。针一分，灸一壮。

曲池

少商

中冲

① 诸穴：原书无此标题，据内容补。

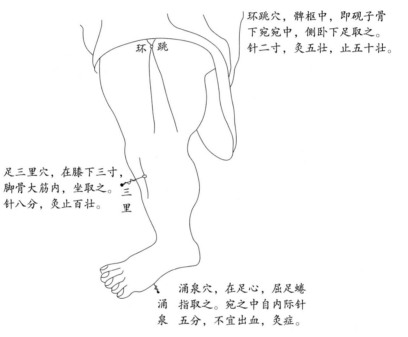

环跳穴，髀枢中，即砚子骨
下宛宛中，侧卧下足取之。
针二寸，灸五壮，止五十壮。

环 跳

足三里穴，在膝下三寸，
脚骨大筋内，坐取之。
针八分，灸止百壮。

三
里

涌泉穴，在足心，屈足蜷
指取之。宛之中自内际针
五分，不宜出血，灸症。

涌
泉

颊车穴，在耳下八分，近前曲颊端上陷中，侧卧开口有空。针四分，灸日七壮，至七七壮，炷如大麦。

金津、玉液二穴，左为金津，右玉液，在下两旁紫脉上是穴，卷舌取之。治重舌肿痛喉闭，用白汤煮之，三棱针出血。

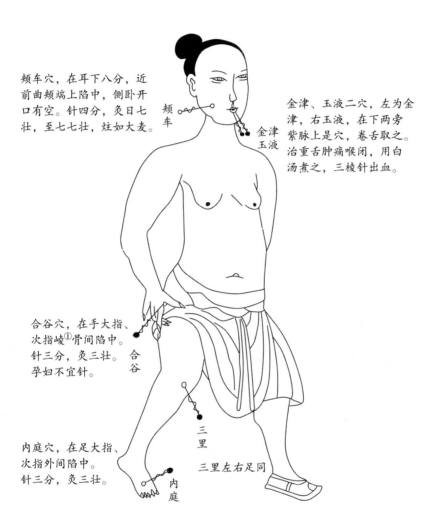

颊车

金津
玉液

合谷穴，在手大指、次指峻①骨间陷中。针三分，灸三壮。孕妇不宜针。

合谷

三里

内庭穴，在足大指、次指外间陷中。针三分，灸三壮。

三里左右足同

内庭

① 峻：当作"歧"。

灸刺各法①

针式图

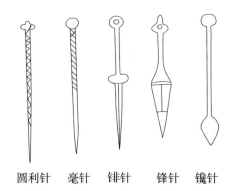

圆利针　毫针　铍针　锋针　镵针

镵针：平半寸，长一寸六分，头大末锐，病在皮肤刺热者用此，今名箭头针是也。

锋针：其刃三隅，长一寸六分，发痼疾刺大者用此，今之所谓三棱针是也。

铍针：一名破皮针②，末如剑锋，广二寸，长四寸，破皮③，痈肿出脓，今名剑针是也。

毫针：法象毫，尖如蛟虫④喙，长三寸六分，取痛痹刺寒者用此。

---

① 灸刺各法：原书无此标题，据内容补。
② 破皮针：《针灸大成》卷四作"铍针"。
③ 皮：《针灸大成》卷四无此字。
④ 虫：《针灸大成》卷四作"虻"。

圆利针：尖如氂①，且圆且利，其末微大，长一寸六分，取暴痹刺小者用。

制针法

《本草》② 云：马衔铁无毒。《日华子》③ 云：古旧锭④者好，或作医工针。按《本草》柔⑤铁即熟铁，有毒，故用马衔则无毒。以马属火，火克金，解铁毒，故用以作针者，贵之也。又金为总名，铜铁金银之属皆是也，若用金针更佳。

煮针法

先将铁丝于火中煅红，截之，或二寸，或五寸，长短不拘，次以蟾酥涂针上，仍入火中微煅，不可令⑥红，取起，照前涂酥煅三次，至第三次，乘热插入腊肉皮之里、肉之外，将后药先以水三碗煎沸，次入针肉在内，煮至水干，倾浸水中，待冷，将针取出，于黄土中插百余下，色明方住⑦，以去火毒，次⑧以铜丝缠上。其针尖要磨圆，不

① 氂（máo 毛）：古代把牛尾、长毛、细物等谓之氂，在此形容针之细。《淮南子·说山训》："马氂截玉。"

② 本草：指《证类本草》，宋代唐慎微著。

③ 日华子：即《日华子诸家本草》，为唐代药物学家日华子所著，此书已佚。

④ 锭：箭头装入箭干的部分叫锭。《考工记·治氏》："为杀矢，刃长寸，围寸，锭十之。"

⑤ 柔：原作"桑"，据《针灸大成》卷四改。

⑥ 令：原作"会"，据《针灸大成》卷四改。

⑦ 住：《针灸大成》卷四作"佳"。

⑧ 次：原作"欠"，据《针灸大成》卷四改。

可用刀①。

麝香五分　胆矾一钱　石斛一钱　穿山甲三钱　归尾三钱，酒炒　朱砂三钱　细辛三钱　郁金三钱　川芎三钱　没药三钱，去油　甘草节三钱　沉香五钱　磁石一两，能引诸药入铁内

暖针

《素问遗篇》②注云：用圆利针、长针，未刺之时，先口内温针，暖而用之。又曰：毫于人近体，暖针至温方刺。按口体温针，针入经络，气得温补③易行也。今或投针于热汤中，亦此意耳。口温与体温微有不同，口温者，针头虽热而柄尚寒，不若着身温之，则针通身皆热矣。

太乙九宫图位

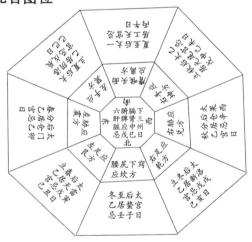

---

① 刀：《针灸大成》卷四作"尖刃"。

② 素问遗篇：又名《黄帝内经素问遗篇》，一卷，为唐以后人依据《素问》缺失的内容编著的医经著作，其撰人佚名。

③ 补：《针灸大成》卷四作"而"。

九宫八风篇，以八节分八宫，而称为太乙所居者，正合月建之序。盖月建所①在之方，即时令所王②之位，人身之气无不应之。故凡针灸家，当知避忌者，恐伤其王气耳。

太乙人神避忌歌针灸破痈切宜忌之

立春艮上起天雷③，戊寅己丑左足求；

春分左胁仓门震，乙卯日见定为仇；

立夏戊辰己巳巽，阴洛宫中左手愁；

夏至上天丙午日，正值膺喉离首头；

立秋右手当元尾④，戊申己未坤宫⑤游；

秋分仓果西方兑，辛酉还从右胁求；

立冬右足加新洛，戊戌己亥干位收；

冬至坎方临叶蛰，壬子腰尻下窍流；

五脏六腑并脐腹，招摇诸戊己中州。

逐日人神所在歌忌针灸

人神之法将何起，一日先从足大指；

二日外踝三股内，四在腰髀五口里；

六手七居内踝次，八腕九尻十腰背；

---

① 建所：原倒，据《类经图翼》卷四乙正。
② 王：原作"正"，据《类经图翼》卷四改。
③ 雷：《类经图翼》卷四作"留"。
④ 元尾：《类经图翼》卷四作"玄委"。
⑤ 官：《类经图翼》卷四作"上"。

十一鼻柱二发际，十三牙齿皆相类；

十四胃脘五遍①身，六胸十七气冲寻；

十八股内十九足，二十内踝须分明；

廿一在手小指间，廿二外踝廿三肝②；

廿四手阳明勿错，廿五足阳明一般③；

廿六在胸廿七膝，廿八阴中勿相逼；

廿九元来膝胫前，三十足跗④须记得。

血忌歌 忌针灸刺血

血忌正牛⑤二月羊⑥，三当避虎四猴乡；

五兔六鸡皆可畏，七龙八狗正刚强；

九在蛇宫十在亥，十一偏嫌马伏藏；

十二月中逢鼠位，是名血忌必须防。

十干人神所在

甲日在头，乙日在项，丙日在肩臂，丁日在胸胁⑦，戊日在腹，己日在背，庚日在膝，辛日在脾⑧，壬日在肾，癸日在足。

---

① 遍：原作"编"，据《类经图翼》卷四改。
② 肝：《类经图翼》卷四其后有"及足"二字。
③ 般：原作"股"，据《类经图翼》卷四改。
④ 跗：原作"跌"，据小耕本、《类经图翼》卷四改。
⑤ 牛：原作"羊"，据小耕本、光绪本及《类经图翼》卷四改。
⑥ 羊：原作"半"，据小耕本、光绪本及《类经图翼》卷四改。
⑦ 胸胁：二字原倒，据《类经图翼》卷四乙正。
⑧ 脾：通"髀"。指大腿。《公羊传·桓公四年》："达于右脾。"

十二支人神所在

子日在目，丑日在耳，寅日在胸，一云面及口，卯日在鼻，一云在脾，辰日在腰，巳日在手，一云在头①，午日在心腹，未日在足，一云在足心，申日在头，一云在肩腰，酉日在背，一云在胫，戌日在耳，一云臂腰膝②，亥日在项，一云在臂腰③膝。

十二时人神所在

子时在踝，丑时在头，寅时在耳一云在目，卯时在面一云在耳，辰时在面④一云在口，巳时在乳一云在肩，午时在胸胁，未时在腹，申时在心，酉时在膝一云在背脾，戌时在腰一云在阴左右，亥时在股。

上，皆人神所在，并不宜针灸，慎之慎之。

附 方

宋明怀秘传口疳方

川文蛤上烧存性　儿茶中　人中白中煅　大梅片少许

上，共细末，搽患上。忌食甜物、煎炒。

走马牙疳，牙床腐烂，神效

白垢要妇人溺桶中的，火煅，一钱　铜绿三分　麝香一分

---

① 头：《类经图翼》卷四作"头口"。
② 戌日……臂腰膝：《类经图翼》卷四作"戌日在头，一云在咽喉"。
③ 腰：《类经图翼》卷四作"胫"。
④ 面：《类经图翼》卷四作"项"。

冰片五厘

研极细末，瓷瓶收用。

又方名曰冰螺散

白螺蛳壳一钱，烧灰存性　儿茶一钱　大梅片少许
研极细末，吹患处。

治口疳疮即走马牙疳

青黛二钱　儿茶二钱　冰片二分　薄荷二分　京青二分
川柏末一钱　硼砂五钱　川连八分
共研极细末，吹患处，立效。

又方

青黛二钱　黄柏一钱　飞丹五分　冰片三分　蒲黄三分
枯矾二分
共研为细末，吹患处，立效。

又方

单用马兰叶不用，洗去泥，入木盘内捣碎，取起，入
醋少许，用布绞出汁，漱口即愈。

又方名黛矾散

五倍子五分　青黛五分　枯矾五分
为末，用淡盐汤漱净，掺之立效。

又方

儿茶一两　黄柏六钱　薄荷六钱　青黛六钱　人中白二两

冰片五分

共为细末，先用温汤漱净，再吹药疳上，一日六七次。涎从外流出者为吉，涎毒内收者为凶。内服水剂方列后：

煎剂

芦荟　银柴胡　胡黄连　川连　牛蒡子　桔梗　山栀　石膏　薄荷　升麻　甘草　羚羊角等分

加淡竹叶十片为引，同煎。此方能治穿腮破唇之症也。

杨天池先生传治牙疳煎方

生地二钱　连翘一钱五分　石斛二钱　银柴胡一钱　薄荷一钱　木通八分　桔梗一钱五分　山栀一钱五分　赤芍一钱五分　石膏三钱

水煎服。看病轻重，加用黄连、青黛。

凤凰膏又名救命延寿丹　治口疮、口疳、喉痛闭塞等症神效方。

凤凰衣即鸡蛋内衣膜，去净壳，微火焙黄　橄榄核瓦上煅，烟净，存性用　孩儿茶各等分　大梅片五分

共为细末，和匀，瓷瓶收贮。口疮、口疳，搽患处。喉症用铜吹装药，吹入喉内，即饮食。

吹喉回生丹治喉垂危急症，不拘双单蛾，真能回生，仙家秘授之法，不可轻视，慎之慎之。

硼砂一两　牙硝三钱　冰片六分　麝香四分

共为细末，瓷瓶收贮，不泄气，临用时，少许吹患处。

治口疮、喉闭、乳蛾之症

胆矾一钱　熊胆一钱　广木香三分

共为细末，以木鳖子一个，去壳，磨井水，以鹅翎蘸药敷之，一二次即愈。

又方治大人舌上疮肿神方。

鸡肫皮一个雄者佳，不见水，以阴阳瓦焙酥，研末　硼砂三分，白色透明者佳　乌丁泥①五分　黄连五分

共为细末，擦舌上，疮即愈。

又方治项颈浮肿外用敷药。

大黄一两　榆树皮五钱　皮硝三钱

共为细末，用醋、水各一半，调敷周围，自用。

槟榔散治口疮，大有神效。

五味子三钱　寒水石五钱，煅　蒲黄一钱五分　黄丹一钱五分

上为细末，每服少许，干贴疮上。

立效散

诃子肉　五倍子各等分

上为细末，干贴唇上，立效。

又方治口疮疼痛。

五味子三钱，嫩者妙　滑石五钱，研　黄柏五钱，蜜炙

---

① 乌丁泥：孩儿茶的别称。

上为细末，每服五分，干掺疮上，良久便饮食。

黑参丸<small>治口舌生疮久不愈。</small>

黑参<small>去心</small>　天门冬<small>去心</small>　麦门冬<small>各一钱，去心</small>

上为细末，炼蜜为丸如弹子大，每用一丸，绵裹噙化，咽津。

双青硼砂散<small>治口内一切诸疮等症。</small>

青黛<small>八分</small>　青盐<small>六分</small>　儿茶<small>一钱</small>　人中白<small>一钱五分</small>　硼砂<small>八分</small>　胡连<small>二分</small>　冰片<small>一分</small>

共为细末，吹口内，效验如神。

绿云散<small>治口疮烂臭久不愈。</small>

黄柏<small>蜜炙</small>　青黛<small>水飞，各等分</small>

共为细末，临卧用少许掺口，咽津妙。

又方<small>治小儿口疮不能食乳。</small>

白明矾<small>等分</small>，研末，和鸡蛋清置醋中，调涂小儿足底，二七日愈。

麻药方

细辛　南星　半夏　牙皂<small>各等分</small>

研极细末，用少许放患处，便不知痛，可用刀针。

校注后记

《喉科枕秘》，清代焦氏撰，后经清代金德鉴编始为流传。是书对喉科疾病的发病原因、临床表现、治则治法、处方用药等进行了系统的阐述。

一、作者简介

焦氏，姓名及生平不详。

金德鉴，一作宝鉴，字保三，号前释老人，清元和（今江苏苏州）人。其生卒年代，史书未载。日本得冈田篁所曾撰《沪吴日记》一文，记载了明治维新期间，日本儒医冈田篁所与上海名医金德鉴先生的访谈录，据此推知金氏当生于清嘉庆十五年（1810）。另据《中国医籍通考》所辑录清光绪十六年胡钦莲《烂喉丹痧辑要·跋》"余与金君有金石交，去冬已归道山"，推测金氏当卒于光绪十五年（1889）。

金氏生平在史书中记载不详，尝考《清史稿·艺文志》《中国医学大成·总目提要》《吴县志》《中国历代医家传录》《中医人物辞典》《中医人名辞典》《芥子园画谱》《海上墨林》等书，皆廖廖数语，且大致相仿。经笔者考证，金氏学医之途与幼年患病颇为相关。清道光丙戌（1826）、己酉（1849）二年，苏浙一带烂喉丹痧流行，时医将其与普通喉疾相混，用药力主寒凉，致死者甚众。金氏亲友患此病者亦甚多，连金氏自己也未幸免，幸得陈莘田（清江苏吴县人，名医，外科尤精）诊治后始得痊愈，遂潜心研究医学，钻研中医经典之作，并能将经典理论融会贯通，加以运用，得到了当时医家的赞许。金氏不仅医理精深，而且临床经验丰富，尤醉心于喉科，将其临证经验编撰成《烂喉丹痧辑要》一书，纠正时弊，治痧力主"畅汗为第一要义"，对后世影响较大。

二、版本源流

《喉科枕秘》为清代焦氏撰，原本已佚。清代医家金德鉴得《喉科枕秘》二卷，见其针石与汤药并施，审症绘图，曲折详尽，而世无副本，遂对其进行编校，并委托浙江永康芝英人应宝时为书写序，由孙云斋组织募资刊行。从序的完成时间"同治七年龙在戊辰孟春月"来看，是书当刊行于清同治七年（1868）。序中《喉科枕秘》刊刻之由并未提及金氏所辑其他书籍，可见清同治七年孙氏刻本当为单行本，是《喉科枕秘》最初的刻本。

其后金氏又将《喉科枕秘》与自己所编辑的《烂喉丹痧辑要》一卷及清·华岳《急救霍乱方》、葛可久《十药神书》集成《小耕石斋医书四种》（又名《金氏医书》），当为《喉科枕秘》的丛书本。丛书所录四书之序中皆未提及该丛书所刻之由，所刻时间不详。丛书本所录的《喉科枕秘》之序与孙氏刻本之序是一致的，皆为应宝时所作，从一般逻辑推测，丛书本完成的时间应在单行本刊刻之后，则知《小耕石斋医书四种》完成刻印之时应在1868年之后。尽管不清楚《小耕石斋医书四种》具体的汇印时间，比对书影可知，《小耕石斋医书四种》收录的《喉科枕秘》，其所据书板为孙氏所镌板刻无疑，但其内容仍存在着一定的差异。

至于《中国丛书综录》著录"清同治七年金云斋刊本"《小耕石斋医书四种》，"金云斋"三字颇令人疑惑。经笔者考证，推测"金"是指金德鉴，"云斋"应指孙云斋，"金云斋"是二者的合称。《小耕石斋医书四种》所收录的《喉科枕秘》即是孙云斋所刻的版本无疑，并非另有"金云斋"刻本。

至清光绪年间又有《喉科枕秘》的重修本问世，从其序后牌记"吴门金氏小耕石斋，光绪九年仲秋重修"字样，知此是对小耕本重新进行了校定、刊印，完成于清光绪九年（1883），仍然来源于同治年间的孙氏刻本。此外，尚有清光绪年间丁润之的手抄本（其具体时间不详）。

现存《喉科枕秘》版本有：

1. 清同治七年（1868）孙氏刻本，现收藏于中国国家图书馆、上海图书馆、上海中医药大学图书馆、镇江市图书馆等。

2.《小耕石斋医书四种》本，现存于中国中医科学院图书馆、中国国家图书馆等。

3. 清光绪九年癸未（1883）据《小耕石斋医书四种》重

修本，现收藏于中国国家图书馆、中国医学科学院图书馆。

4. 清光绪年间丁润之手抄本，现藏于中国国家图馆。

校注者对上述版本进行了细致的比对，发现清同治七年孙氏刻本、小耕本及光绪本皆分二卷，其版式、字体相同，皆为半页 10 行，每行 22 字，白口，四周双边，单鱼尾。版心所刻内容一致，包含"喉科枕秘"、卷次、页码。三者的序也相同，均无目录、跋。足见以上三者属同一版本体系。所不同之处在于孙氏刻本与光绪本封面均题有"喉科枕秘"字样，二者序后的牌记均模糊不清，但其轮廓及线条的走向大体相仿。而中国中医科学院图书馆所收藏的小耕本由于封面破损的缘故，被重新装订为两本，其中《喉科枕秘》为一本，封面题名为"喉科枕秘"，另外《十药神书》《急救霍乱方》《烂喉丹痧辑要》合为一本，封面题有三书书名，其序后牌记有"吴门金氏小耕石斋，光绪九年仲秋重修"字样，书末页后接葛氏之《十药神书》。经比对，上述各版本内容之间存在着一定的差异，如清同治七年孙氏刻本上卷"临证二十法"第七页中"一颈下肿甚密调药敷之"之"密"，在小耕中作"蜜"；又如孙氏刻本上卷"焦氏喉症图形针药秘传"第八页中"患此者死于旦夕，延一二者，慢风也"之"者"，在小耕本及光绪本中均作"日"等。可见上述刻本虽来源不同，但实属同一版刻，皆为清同治间孙氏刻本。至于清光绪年间丁润之手抄本，现藏于中国国家图书馆，由于破损严重，馆内正在修补，未能获取。

三、内容与特点

《喉科枕秘》共二卷。卷一首论治喉秘法、治喉要诀、临症二十法，次载喉症图形针药秘传，论述了咽喉、舌、齿等七十二种病症的发病原因、临证表现及其疗法，其治疗方法涵盖了内服、外用、针法、刀法、灸法等，并将多种方法有机地结合在一起，显著地提高了疗效，为喉症的治疗提供了很好的范例，极富启发，实用性较强。卷二列应用良方、焦公喉科煎药方，介绍了喉科所用丸、散、膏、煎方一百余首，皆为治疗喉科疾患的有效方。并附诸穴图、灸刺各法及附方等。其灸刺各法中针式图、制针法、煮针法、暖针内容录自明代杨继洲所著《针灸大成》第四卷《素问九针论》，而太乙九宫图位、太乙人神避忌歌、逐日人神所在歌、血忌歌、十干人神所在、十二支人神所在等内容则录自明代张介宾《类经图翼》第四卷。

其特点主要有：

1. 论述精详，图文并茂

《喉科枕秘》是一本关于喉科证治的著作，对喉科疾病进行了全面的论述，在开篇就明确提出了治喉总的大法、注意事项，起到了提纲挈领的作用。其后对七十二喉症从病因病机、临床表现、治疗方法、遣方用药、注意事项等方面进行系统的论述。特别对于喉症临床表现的描述生动、细致，对于疾病的动态演变也了然于胸，其辨证、立法、选方、用药，条理清楚，丝丝入扣，反映了作者深厚的临床功底。强调喉症虽常见亦不可轻视，要及时治疗，如若拖延，往往出现难治或不治的局面，以警示后人，尤其难能可贵。为了使学者更好地学习，每症配一图，图文并茂，通俗易懂。每一症后又将证治内容编成歌诀，朗朗上口，便于记诵。

2. 对喉症病因病机的认识较为全面

该书认为喉症的发生与外感六淫之邪、饮食、七情的因素密切相关，在病因病机的认识上，尤其注重五脏为中心，内外相合的发病观。如酒毒喉痹为心脾二经之火因酒伤而起，喉瘤为肺经受热所致等。值得注意的是，对于喉症的发生虽多责之于热，但也注重阴寒邪气在发病中的地位，如认为阴毒喉风是受四时不正之气及非常暴寒而生少阴症，治疗上采用温化之法，方用半夏桂枝汤或苦酒汤，并强调切不可用寒凉之药，尤其弥足珍贵。

3. 治法丰富，外治为主，内外结合

对于喉症的治疗，重在内治与外治相结合，尤侧重于外治，是其一大特色。其外治之法，甚为丰富，集针法、刀法、灸法、熏法、吹法等为一体，根据病证特点而灵活地联合应用。吹法几乎是每症必用之法，与喉科疾病的病变特点不无关系。其他外治之法则每据具体病证而灵活应用，如喉疳一症，其烂洞处吹生肌散止痛后，用紫云烟熏之。尚有一些喉症则采用刀针等法，如乳蛾核为喉边起核形如乳头，蛾下起黄皮或白皮一条，长入喉底，治疗时用钩钩住皮条，细细割尽无影。

内治之法则注重辨证施治，着眼局部而立足整体，以脏腑辨证为主结合六经辨证等，依证立法，以法统方。其中六经辨治喉症颇具特色，如虾蟆瘟，始则在表，以荆防败毒散汗之；而至两目鼻面肿，发热，便闭，口干，多热少寒，脉数有力，则为阳明受病，用五钱大黄汤下之；若头角、两耳结肿，颏胀痛，寒热呕吐，口舌咽干，烦躁特甚，则为少阳受病，以知母石膏汤、小柴胡汤和之。

此外尚有一些巧妙之法，如治疗阴疮时，以热水多洗手足以开脾胃，对临床具有一定的启发意义。

当然，《喉科枕秘》作为一本喉科著作，由于时代所限，不可能尽善尽美，其中也不乏不科学的内容。如阴疮疮口不收，穿破喉内，为去其脓而采用"男用女吮，女用男吮"之法，实不可取。再如治疗悬疔时，以乌龙尾（即梁上壁间的倒挂烟尘）和炒盐，用箸头点上，现也多不用。至于制针法中云马衔铁无毒，以马属火，火克金，解铁毒，故以作针。虽从五行解释了马衔之铁无毒，但总属牵强。本书虽有以上问题，但《喉科枕秘》一书内容翔实，证治思路清晰，所列诸方，亦属良方，对喉症的临床治疗具有重要的指导价值，是一本不可多得的喉科专著。

总 书 目

I

本　草

方　书

III

临证综合